산야초로 만든

한국의 효소발효액

글·사진 _ 약산(藥山) 정구영

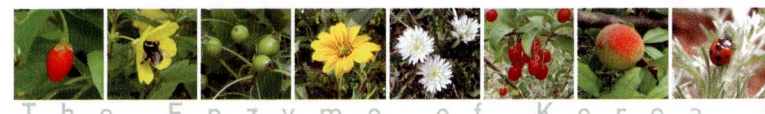

The Enzyme of Korea

아이템북스

감수의 글

이 책의 저자인 약산(藥山) 정구영 선생을 내가 처음 만난 곳은 명지대학교 대학원이었다. 스승과 제자로 만나 한의학을 비롯하여 산야초와 기공(氣功)에 대하여 연구를 하고 수련하던 중 그동안 전국의 산(山)을 다니며 자생하는 약용 식물 사진을 찍고 누구나 쉽게 이해할 수 있도록 실용서인 건강에 도움이 되는 몸에 좋은 산야초『효소 동의보감』을 완성하여 나에게 감수를 의뢰하였다.

꼼꼼히 검토한 결과 이 책은 약이 되는 약용 식물에 대하여 전반적으로 약초의 사진, 약용 식물의 이용과 특성을 물론 산야초 효소가 왜 건강에 좋은 지 매장마다 팁으로 설명을 하였고, 약초 상식 코너에 약초의 채취·용량·보관, 먹어서는 안 되는 식물과 효소의 작용, 약리적 효능, 효소의 활성력을 높이는 방법, 효소는 만드는 법, 효소를 어떻게 먹어야 하는가? 재료와 황설탕의 비율, 효소를 만들 수 있는 약용 식물, 면역력과 암에 좋은 약용 식물 등을 비롯하여 약이 되는 약선과 한방 요법, 민간 요법, 약리 작용, 금기 등을 누구나 쉽게 이해할 수 있도록 사진과 함께 정리한 것에 대하여 그 노력에 대하여 찬사를 보낸다.

약산 선생을 세상에서는 기인(奇人)으로 한의사는 아니다. 약산의 연구소인 약산대체의학연구소에서 주관하고 동아대학교에서 후원하는 대체의학 최고전문가과정을 개설하여 운영을 하였고, 전국 지자체·농업기술센타·농협·축협 등에서 "몸에 좋은 산야초 및 약초의 이용, 약초와 효소 건강 이야기" 등으로 특강을 다니고 있다. 그동안 대체의학 분야를 두루 섭렵하고 인생의 태반을 산을 다니며 그동안 약용 식물 자원에 대한 사랑과 관심으로 진안고원의 약용 식물 이야기(비매품), 약초꾼이 알려 주지 않은 『산야초도감』, 『성경 속 식물 이야기』 등을 출간하기도 했다.

최근 건강과 관련하여 자연을 추구하는 힐링과 약초에 대한 관심이 많아짐에 따라 약용 식물 실물과 용도를 모르고 실제로 어떻게 생겼는지 모르는 경우가 많아 무심코 지나갈 때가 대부분인 것을 알고 약산 선생이 누구나 쉽게 효소를 만들 수 있는 실제 이용법에 대하여 제시한 것을 다시 한번 찬사를 보낸다.

이 책을 통하여 사계절이 뚜렷한 우리나라의 자연과 숨은 보석인 약용 식물 자원을 보호하면서 건강을 몸을 지킬 수 있다고 확신한다. 21세기를 살아가는 우리들에게 뜻있는 계시를 제공하리라 믿어 독자들의 일독을 권하는 바이다.

서울시한의사협회 유승원 명예회장

서문

건강의 비밀 '효소'에 있다

우리가 알고 있는 잘못된 건강 상식은 내 몸에 직접적인 영향을 미치기도 하지만 잘못된 편견들이 내 몸을 망가뜨리기도 한다. 미국의 하우엘(Houell) 박사의 저서인 『효소와 영양』 의하면 현대인은 갈수록 많은 고질병을 앓고 있는 이유는 음식에 있다고 지적하면서 사람은 효소에 의해서 생명을 유지한다고 말하고 있다.

효소에는 식물이 가진 고유한 성분이 고스란히 들어 있다. 식물의 혈액이라고 할 수 있는 수액과 엽록소가 들어 있다. 인체의 체내에서 산소와 포도당이 효소에 의하여 결합하여 중요한 영양소가 되어 작용하는 '리보솜' 은 몸 안의 화학 반응을 매개하는 게 단백질이다. 효소는 사람·동물·식물·미생물에 이르기까지 모든 생명체의 세포 속에서 촉매(觸媒)로 생명을 유지하게 하는 생리 활성 물질이다. 효소는 세포 내외의 환경을 정화하고 혈액으로부터 영양소를 세포로 흡수하도록 촉진시키고 장(腸) 안의 환경을 깨끗하게 유지시켜 주는 작용을 한다.

효소는 1억분의 1mm밖에 안 되는 단백질 알갱이로 1cc 효소에는 수백만~수억 마리의 효모와 유산균이 들어 있다. 효소는 조건이 좋으면 급격하게 증식하고 효소에 함유되어 있는 종류에 따라 활성력이 좋고 나쁨 등이 다르다. 설탕에 들어 있는 효모와 미생물, 식물 부위에 붙어 있는 야생 미생물들과 공기 중의 미생물들이 당을 먹이로 증식한다.

　효소는 소화를 비롯하여 내장·오장 육부·신경·근육·뼈·혈관·뇌·피부·호흡·면역 등 생명 활동에 관여하고 모든 세포 내외에 들어 있어 끊임없이 생명을 유지하게 해 주기 때문에 우리는 효소 없이는 살 수 없다. 살아 있는 생명체는 효소의 원활한 작용에 의해서만이 생명을 유지할 수 있다.

　몸 속에서 작용하는 효소는 소화 효소·발효 효소·호흡 효소·근육 효소·응유 효소(凝乳 酵素)·응혈 효소(凝血 酵素) 등을 비롯해서 약 2,000종이 넘는다. 효소는 일종의 활성의 활성 단백질로 살아 있는 세포 안에서 만들어지고 촉배 구실을 한다. 효소는 인체에서 기본적으로 생명을 유지하기 위해 음식물의 분해·흡수·배출 같은 신진 대사를 돕는 촉배 역할을 하면서 소화는 물론 내장·신경·근육·뇌·면역력

강화 등 생명 활동에 필요한 생명의 근원이 된다.

인간은 소화된 음식에 의해 살아간다. 우리가 먹는 채소·과일·곡물 등에는 살아 있는 효소가 많이 들어 있다. 모든 음식물은 위와 장에서 소화되기 전 효소가 음식물을 적절하게 분해해야 비로소 소화를 시작하고 소장에서 전신에 흡수되어 영양이 공급되며 찌꺼기까지 배출하는 작업까지 효소가 마무리한다는 사실을 사람들은 모르고 있다.

몸 안에서 벌어지는 거의 모든 대사 활동에 관여하는 것이 단백질이다. 음식 소화·지방 분해·영양 흡수·세포 형성·해독·살균·분해 배출 등에 효소가 사용된다. 효소가 없으면 각각의 영양소는 제 기능을 발휘할 수 없다. 제 아무리 좋은 음식이나 몸에 좋다는 보약을 먹더라도 효소 없이는 소화가 안 되는 그야말로 '말짱 도루묵'인 셈이다. 효소를 통해 소화된 음식만이 영양분으로 흡수되어 사람에게 피가 되고 살이 된다.

약용 식물이 인체에 투여될 때 최대의 목적은 건강한 몸을 회복하는 데 있다. 지금, 우리가 쓰고 있는 대부분의 약초의 효능은 과학적인 분석 방법에 의해서 검증된 것도 있으나, 대부분 고전 의서에서 장구한 역

사성을 가지고 인체에 검증된 임상 효과들을 결과물로 축적되어 얻어진 것이 대부분이다. 약초를 복용할 때는 반드시 이론적 체계가 형성되고 동·식물의 임상적인 과학적인 방법으로 입증된 것이어야만 안전하게 먹을 수 있다.

평소에 이유 없이 온 몸이 나른하고 쉽게 피로하면 효소가 부족하기 때문이다. 효소 보유량은 나이가 들수록 줄어든다. 몸 안의 효소는 20대 40%, 40대는 60%, 60대는 80%까지 고갈되기 때문에 효소가 풍부한 채소나 과일 등을 섭취하여 체내에 공급해 주어야 한다. 효소가 없는 가공식품이나 음식만을 먹다 보면 췌장·간·위·장의 부담이 증가해 빨리 노화가 진행되기 때문에 효소를 꾸준히 먹는 것이야말로 우리 몸을 위하는 최선의 방법이다. 아무도 알려 주지 않는 산야초 효소 건강법인 이 책을 통해 건강을 소망하는 사람들을 위해 실용적으로 활용할 수 있기를 바란다.

십승지에서 약산 정구영

차례

감수의 글 • 2

서문

건강의 비밀 '효소'에 있다 • 4
일러 두기 • 11

제1장

1. 약초 상식 코너

1. 채취 • 14
2. 용량 • 15
3. 보관 • 16
4. 먹어서는 안 되는 식물 • 17

2. 효소 만들기

1. 산야초 효소란 • 18
2. 효소는 열에 약하다 • 19
3. 효소의 작용 • 20
4. 약리적 효능 • 21
5. 효소의 활성력을 높이는 방법 • 22
6. 효소를 만드는 방법 • 23
7. 효소를 어떻게 먹어야 하는가 • 24
8. 재료와 황설탕의 비율 • 25
9. 효소를 만들 수 있는 약용 식물 • 27
10. 면역력과 암에 좋은 약용 식물 • 28

제2장

1_봄

꿀풀 • 32

삼지구엽초 • 34
삼백초 • 36
곰취 • 38
민들레 • 40
돌나물 • 42
천마 • 44
머위 • 46
쑥 • 48
사철쑥 • 50
쇠무릎 • 52
쇠비름 • 54
씀바귀 • 56
애기똥풀 • 58
양지꽃 • 60
할미꽃 • 62
차전자 • 64
참취 • 66
개미취 • 68
바위취 • 70

2_ 여름

미나리 • 74
붉은가시딸기 • 76
엉겅퀴 • 78
차즈기 • 80
강활 • 82
고삼 • 84
인동덩굴 • 86
구릿대 • 88
냉초 • 90
달맞이꽃 • 92
닭의장풀 • 94
둥굴레 • 96
비수리 • 98
토사자 • 100
이질풀 • 102
일당귀 • 104
진황정 • 106
용담 • 108

우산나물 • 110
익모초 • 112

3_ 가을

가시오갈피 • 116
오미자 • 118
블루베리 • 120
복분자딸기 • 122
더덕 • 124
독활 • 126
삽주 • 128
왕머루 • 130
잔대 • 132
참당귀 • 134
뚱딴지 • 136
마늘 • 138
산마늘 • 140
오갈피 • 142
청미래덩굴 • 144

으름덩굴 • 146

구기자 • 148

보리수나무 • 150

호박 • 152

인삼 • 154

4_ 겨울

함초 • 158

하수오 • 160

칡 • 162

와송 • 164

부처손 • 166

조릿대 • 168

생강 • 170

도라지 • 172

지치 • 174

5_ 나무

매화나무 • 178

뽕나무 • 180

마가목 • 182

무화과 • 184

두릅나무 • 186

담쟁이덩굴 • 188

골담초 • 190

꾸지뽕나무 • 192

사과나무 • 194

산수유나무 • 196

소나무 • 198

잣나무 • 200

호두나무 • 202

상수리나무 • 204

겨우살이 • 206

생강나무 • 208

모과나무 • 210

산사나무 • 212

복숭아나무 • 214

앵두나무 • 216

돌배나무 • 218

자귀나무 • 220

호랑가시나무 • 222

헛개나무 • 224

산딸나무 • 226

음나무 • 228

진달래 • 230

왕대 • 232

배나무 • 234

느릅나무 • 236

목련 • 238

개나리 • 240

고욤나무 • 242

유자나무 • 244

왕벚나무 • 246

일러두기

1. 이 책은 우리나라 산과 들(野)에서 자생하는 약용 식물과 초본 식물과 목본 식물 중에서 우리가 꼭 알아야 할 것과 약이 되는 산야초와 약초 69종, 약용 나무 35종과 식물이야기 41종을 선별하여 실었고 각 식물의 이름은 『한국의 약용 식물(교학사)』을 참고하였다.
2. 분류 방식은 자연 분류 방식을 원칙으로 하였으나 편의상 순서를 바꾼 것도 있다.
3. 생생한 사진과 함께 상징을 실었고, 학명·한약명·다른 이름·분포지·초장·생육상·개화 시기·채취 시기·식물 형태·채취·효소 만들기·식용·이용 및 효능·건강 상식을 팁으로 담았다.
4. 약초 전문가가 아닌 사람도 누구나 쉽게 실용적으로 효소를 만들 수 있도록 했다.
5. 약용 식물의 한자어로 쓰이는 것은 가능한 한 쉬운 말로 썼으며, 한글(한자)를 병기하여 도움이 되도록 하였다.
6. 약용 식물에 대한 내용은 형태학적인 고증을 생략하고 한방과 민간에서 약으로 쓰이는 부위를 서술하였다.
7. 이 책에서는 약용 식물의 사진과 함께 효소 사진, 약재 사진을 실었다.
8. 이 책에서는 비슷한 약초 구분과 독초를 구분하는 법과 약용 식물의 부작용이나 유독 성분에 대해서는 주의를 요(要)해야 하는 것을 명기하였다.
9. 이 책은 우리나라에서 자생하는 약용 식물·산야초·산나물·식물·작물·나무·건강식품에 대한 관심을 갖게 하고 국민건강을 도모하는 목적이 있고, 효능에 대해서는 문헌에 근거했으나, 한의학 전문 서적이 아니므로 효소를 제외한 여기에 수록된 내용을 응용해 사용할 때는 반드시 한의사의 처방을 받아 사용하여야 한다.

제1장

| 약초 상식 코너 | 효소 만들기 |

I. 약초 상식 코너

1. 채취

    약초는 성장·발육·성숙 과정에 따라 약효가 현저하게 다르다. 어느 시기에 채취하느냐에 따라 약효가 다르기 때문에 가장 높은 시기를 선택해야 한다. 과수나 오미자는 열매가 성숙할 때 딴다. 복분자 열매는 미숙성한 상태에서 따서 약초로 쓰기도 하지만 성숙된 후에 따서 효소를 만들 수 있다. 칡뿌리는 새싹이 날 때보다는 잎이 떨어진 후 겨울에 캐야 약효가 좋다. 뚱딴지는 덩이뿌리를 쓸 때는 뿌리의 성장력이 왕성할 때 캐서 쓴다.

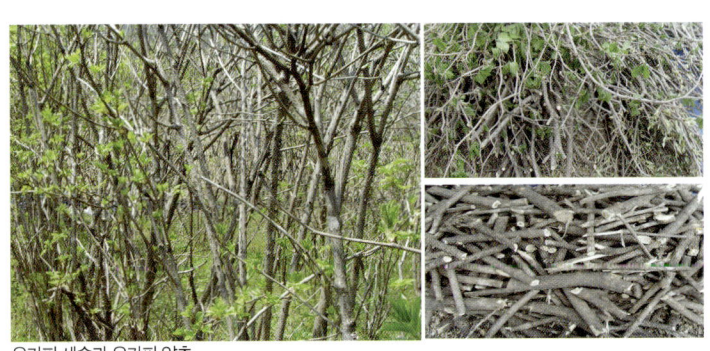

오가피 새순과 오가피 약초

식물의 꽃 · 새싹 · 잎 · 줄기 · 열매 · 뿌리를 쓴다. 약초를 채취하여 자연 상태로 쓰는 것도 있고, 햇볕에 말리는 것도 있고, 그늘에 말리는 것도 있다. 흙만을 제거한 후에 쓰기도 하고 가공해서 쓰는 경우도 있다. 생으로 즙을 내어 먹거나, 살짝 데쳐서 나물로 무쳐 먹기도 하고, 그늘에 말린 후에 묵나물로 먹기도 하고, 쌈으로 먹기도 하고, 효소 · 약술 · 환으로 만들어 먹기도 하고 식용이나 약선 재료로 이용하기도 한다.

2. 용량

식물에는 인체에 필요한 다양한 영양소와 고유한 맛을 함유하고 있다. 쓴맛이 약이 된다는 말이 있듯이 약초에는 단맛보다는 쓴맛이 많다. 약초가 좋다고 하여 지나치게 많은 양을 복용하면 간(肝)에 독성을 유발시키고 심하면 다른 장기의 조직에 세포 괴사를 초래할 수 있기 때문에 적정 용량을 준수해야 한다.

약초의 용량을 욕심을 내어 속효를 내기 위하여 과량으로 복용하면 생명의 위협을 초래할 수도 있다. 독초를 미량만 복용해도 심장이 멎을 수도 있고 정신착란을 일으켜 환각 상태에 이를 수 있다. 특히 어린이 · 임산부 · 노인의 신체적 조건에 따라 엄격하게 효과보다는 부작용에 유념을 해야 한다. 약초는 양약과는 달리 소량의 용량에서도 치료의 반응이 미약하고 장기적으로 복용해야 효험을 볼 수 있고, 효소는 최소 3개월 이상 복용해야 효과를 볼 수 있다.

3. 보관

　약초는 공기 중에 쉽게 분해가 되고 변질될 우려가 있기 때문에 환기가 중요하고 저온에서 냉장 보관함을 원칙으로 한다. 약초는 2년이 경과되면 약효 성분이 분해 합성되어 효능을 기대하기 어렵다. 따라서 홍화·소엽 등은 약초가 신선할 때 써야 효능이 좋고, 인삼·당귀·창출 등은 2년 안에 효능이 좋다. 진피·탱자는 오래될수록 효능이 좋은 것도 있다. 산삼·지치·하수오·산삼·장생도라지·봉삼 등은 오래 담가 두면 좋지만, 과실주(酒)는 1년 안에 먹는 게 좋다.

　좋은 와인의 품질은 숙성력이 좌우하듯이 약용 식물의 고유한 맛과 향을 얼마나 오래 동안 보존하느냐에 따라서 효소 가격은 천차만별이다. 효소를 만들 때는 산에서 자생하는 약용 식물의 꽃·새순·잎·열매·뿌리가 좋고, 비료와 농약에 의해 재배된 것보다 유기농·무농약의 과일과 야채를 재료로 사용해야 한다. 대체적으로 약초의 부위에 따라서 보관하는 방법이 다르다. 효소는 100일 정도 발효시킨 후에 3개월~3년 정도 저온에서 숙성시켜 효소 1에 생수(찬물) 5를 희석해서 먹는다.

4. 먹어서는 안 되는 식물

식물은 약(藥)도 되는 것도 있고 독(毒)이 되는 것도 있다. 우리가 먹는 과수나 작물을 제외한 산야초나 산나물을 산천(山川)에서 채취를 할 때는 독풀을 구분하는 일이 우선되어야 한다. 단 한 번의 실수로 생명에 영향을 받는다. 식물의 맹독성을 모르고 무심코 먹을 경우 생명이 위태로울 수도 있다. 약초나 산나물을 채취할 때 가장 주의해야 할 것은 독풀을 구분하는 것이다. 독초를 구분하는 가장 확실한 방법은 알고 있는 산야초나 나물만을 채취하고 경험이 많은 사람의 조언에 따르는 것이다. 곰취와 동의나물은 꽃이 피기 전에는 비슷하게 생겨 혼동하기 쉬우니 주의를 해야 한다. 애기똥풀은 지역에 따라서 데쳐서 충분히 독을 우려내어 먹기도 하지만 바로 먹어서는 안 되는 산야초이다.

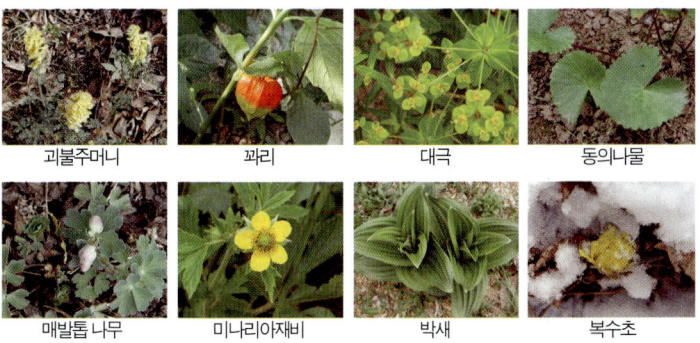

괴불주머니 / 꽈리 / 대극 / 동의나물

매발톱 나무 / 미나리아재비 / 박새 / 복수초

2. 효소 만들기

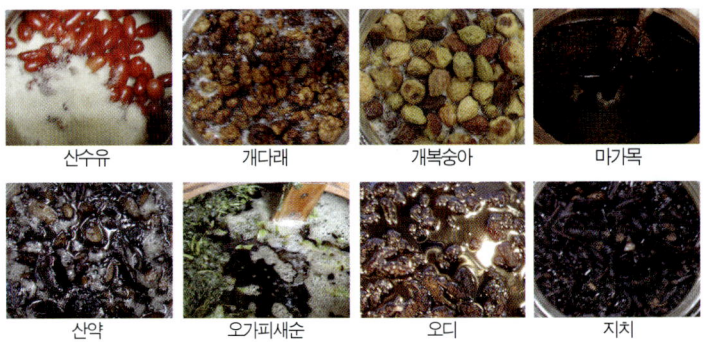

산수유   개다래   개복숭아   마가목

산약   오가피새순   오디   지치

1. 산야초 효소란

산과 들(野)에서 나는 재료인 새싹·전초(잎)·열매·껍질·뿌리 등을 채취하여 황설탕에 재어 100일 정도 발효시킨 후 일정 기간 숙성시킨 것을 말한다. 산야초 한 가지나 100가지 이상을 항아리에 넣고 황설탕으로 시럽이나 황설탕에 재어 100일 정도 발효시킨 후에 3개월~1년 이상 숙성시켜 효소 1에 생수(찬물) 5를 희석하여 먹는다.

효소는 한 가지 재료만을 사용해야 하는 것도 있고, 다른 산야초와 '쑥·민들레·머루·취·소엽+당귀·오미자·더덕·도라지·독활·오디+돌미나리·돌복숭아·돌배' 처럼 배합해도 되는 것도 있다.

2. 효소는 열에 약하다

효소는 음식물의 분해·흡수·배출 같은 신진 대사를 돕는 촉매 역할을 통해 생명을 유지시켜 주기 때문에 생명의 근원이 된다. 식물 부위 재료에 황설탕을 재어 두면 삼투압 작용으로 인하여 미세 알코올 성분에 의해 식물체에 함유된 살아 있는 각종 엽록소·미네날·비타민 등이 빠져 나와 식물들이 가지고 있는 성분과 약성을 고스란히 간직하고 있다.

효소는 온도·저해 물질·세균·pH·길항·광선·농도 등을 통해 효소의 고유한 활성력이 떨어지기도 하지만 효소에 섭씨 41도의 열을 가하면 파괴되기 시작해 섭씨 47도가 넘으면 완전히 사라지기 때문에 생수(찬물)에 희석해서 먹어야 한다. 효소는 원액 그대로 먹지 않아야 한다. 효소의 생명력을 좌우하는 활성력을 극대화하기 위해서는 물에 혼합하여 오래 두지 않고 저해 물질이 있는 재료를 사용하지 않는다. pH의 산·알칼리가 너무 높거나 너무 낮아도 활성력이 저하된다. 햇빛을 장시간 쬐면 효소의 구조가 파괴되기 때문에 저온에서 냉장 보관을 해야 한다. 효소가 가지고 있는 촉매 능력과 활성력은 약 1주일 정도 몸에 영향을 준다. 효소는 물질을 분해하고 운반하여 새로운 물질을 만들어 내고 수명이 다하면 활동력이 쇠퇴하여 몸 밖으로 배출된다. 우리가 먹는 것에 대하여 분해라는 화학 변화를 일으켜 체내에 흡수시키고 배출하는 과정까지 효소가 마무리한다.

3. 효소의 작용

▶ 소화 및 흡수 작용
음식물이 입 속에서 침과 함께 위 속에 들어오면 레닌이나 염산 등으로 소화 효소로 잘게 부수고 십이지장에서 담즙인 산성 소화액과 알칼리성 소화액인 인슐린의 작용으로 소장에서 흡수되어 영양을 공급한다.

▶ 분해 및 배출 작용
혈관 속에 섞인 이물질, 세포에 쌓인 이물질, 신장 사구체에 쌓인 이물질, 몸 안에 쌓인 노폐물과 독소를 분해하여 몸 밖으로 배출한다.

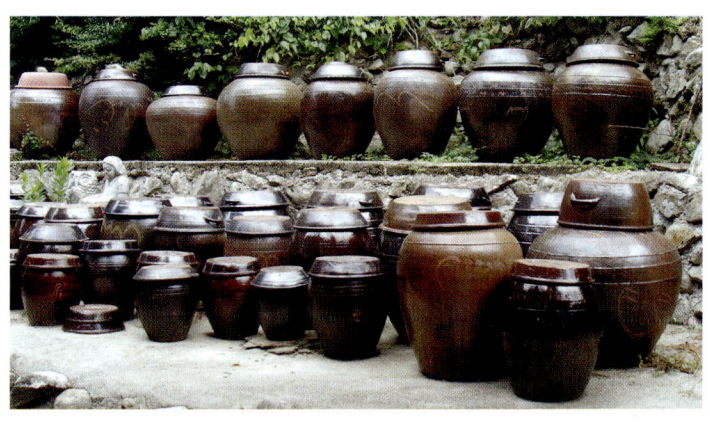

▶ **항염 및 항균 작용**

환부에 생긴 고름이나 종기 제거, 백혈구의 식균 작용을 강화시켜 세균을 퇴치한다.

▶ **혈액 정화 작용**

혈액이 잘 순환될 수 있도록 혈관 속 노폐물을 제거하고 퇴적물을 배출한다.

▶ **세포 부활 작용**

세포의 재생과 대사의 기능을 활성화시킨다.

▶ **약리 작용**

항암 작용 · 항염 작용 · 항균 작용 외

4. 약리적 효능

- 적혈구의 생산을 증가시킨다.
- 비타민 · 미네랄 · 미량 원소 · 천연 당분을 함유하고 있다.
- 혈액 내의 ph인 산 · 알칼리의 비율을 조정한다.
- 위(胃)에 부담을 주지 않고 위로부터 혈액으로 동화(同化)한다.

- 천연 약용 물질 뿐만 아니라 식물성 호르몬 항생 물질을 함유하고 있다.
- 세포가 혈액으로부터 영양소를 흡수하는 능력을 촉진시키고 세포로부터 대사 폐기물을 배설시킨다.
- 약리 작용으로는 항암 작용 · 항균 작용 · 항염증 작용 · 혈액 정화 작용 · 분해 작용 · 세포 재생 작용 · 체내 환경 정비 작용 등

5. 효소의 활성력을 높이는 방법

- 발효 · 숙성 · 보존이 가장 중요하다.
- 전통 항아리에 재료에 맞게 황설탕을 배합한다.
- 그늘에서 보관하고 수시로 저어 준다.
- 초산균에 의한 신맛을 막기 위해 발효 정지 시점에서 한지로 밀봉한다.
- 발효를 시킬 때는 항아리에 불순물이나 잡균이 혼입하지 않도록 한다.
- 효소를 보관할 때는 태양 광선이 직접 내리쬐이는 곳에 놓아서는 안 된다. 태양 광선을 계속 쬐면 효소의 촉매 기능이 급격히 떨어진다.

6. 효소를 만드는 방법

▶ 준비물

산야초 · 황설탕 · 죽염 또는 구운 소금 · 대야 · 항아리 · 눌림 돌 · 한지 · 저울 · 도마 · 칼 · 고무줄 · 볼펜

누구나 손쉽게 효소를 만들 수 있다. 재료에 맞게 황설탕 · 올리고당 · 조청 · 꿀을 선택하여 항아리에 넣고 입구를 한지로 봉해 두기만 하면 된다. 재료에 설탕을 재어 두면 삼투압 작용(滲透壓作用 : 식물의 재료에 설탕을 재어 두면 삼투압 작용에 의해 혈액과 같은 수액이 먼저 빠져 나온다.)으로 재료의 고유한 성분이 수액으로 빠져 나오고 미생물에 의해 당이 분해되면서 발효가 되면서 여러 가지 화학 작용을 거쳐 약용 식물 부위의 고유한 맛과 향을 그대로 먹을 수 있다.

발효가 되지 않으면 뚜껑을 열면 샴페인처럼 '펑' 하고 효소액이 솟아오를 때는 일정 기간 숙성을 더 시켜야 한다. 발효가 잘 되면 향긋한 냄새가 나지만, 안 되면 풋내가 난다. 발효된 효소는 그대로 먹어도 되지만, 약초를 달인 후 밀봉한 상태에서는 유효 기간 동안 두어도 되지만 개봉을 한 후에는 바로 상하기 때문에 끓여서 먹어야 한다.

▶ 만드는 방법

- 신선한 산야초나 약초를 채취하여 물로 깨끗이 씻고 물기를 뺀 다

음 열매 작은 것은 그대로, 큰 것은 깍두기 크기로 자른다. 산야초에 수분이 많고 연한 것은 크게 썰고, 수분이 적은 솔잎·잣잎 등은 그대로 넣고 단단한 것은 잘게 썬다.
- 산야초 부위별로 황설탕의 비율을 함량에 따라 넣고 골고루 섞는다.
- 골고루 섞은 산야초를 항아리에 담는다.
- 재료에 맞게 황설탕이나 황설탕으로 만든 시럽을 붓거나 배를 썰어서 넣는다.
- 산야초를 항아리에 담은 후 윗면에 황설탕을 골고루 뿌린 후 그 위에 구운 죽염이나 고운 소금을 한 줌 뿌린다. (산야초에 섞은 황설탕 함량의 0.2%)
- 공기가 약간 통할 수 있도록 산야초를 담은 항아리 덮개를 한지로 하고 만든 날짜 등을 기록한다. (효소 이름·연월일·황설탕 양 등)
- 햇볕이 들지 않는 어두운 곳에 보관하고 산야초의 재료에 따라 수시로 뒤집어 준다.

7. 효소를 어떻게 먹어야 하는가

- 아침에 자리에서 일어나 공복에 먹는다.
- 하루에 음용하는 횟수에 제한은 없다.
- 원액으로 음용할 때는 한 스푼 정도 먹는다.

- 원액 1에 생수(찬물) 5~7을 희석해서 먹는다.
- 3개월 이상은 먹어야 효과를 볼 수 있다.

8. 재료와 황설탕의 비율

▶ 새싹 또는 꽃

— 수분이 적은 새싹이나 나무순은 25%(예: 이질풀 · 삽주 새싹 · 잔대 새싹 · 소나무 송순 · 잣나무 순 · 음나무 새싹 · 진달래 새싹 · 둥굴레 새싹 · 칡 어린순).

— 수분이 많은 새싹은 30%(예: 두릅나무 새싹 · 쇠비름 · 인진쑥 · 쑥 · 소엽 · 꿀풀 · 구릿대)

— 꽃은 25%(예: 양지꽃 · 구기자꽃 · 골담초꽃).

▶ 전초(잎)

산야초 잎 50%(예: 곰취 · 꿀풀 · 마 · 머위 · 민들레 · 쇠비름 · 씀바귀 · 애기똥풀 · 둥굴레 · 차전자 · 바위취 · 쑥 · 미나리 · 강활 · 구릿대 · 냉초 · 닭의장풀 · 비수리 · 삼백초 · 삼지구엽초 · 엉겅퀴 · 일당귀 · 소엽 · 오갈피 새순 · 구기자 어린순 · 익모초 · 참당귀 · 참취 · 개미취 · 부처손 · 함초(생초) · 돌나물 · 냉이 · 씀바귀 · 이질풀 · 양지꽃 · 꾸지나무 어린순 · 겨우살이 잎과 줄기 · 생강나무 어린순 · 산사나무 어린순 · 자귀나무 어린순 · 진달래 어린순).

▶ 열매
— 수분 함량이 적은 열매 80%(예: 산딸나무 · 오가피 · 왕머루 · 마가목 · 복분자 · 꾸지뽕나무 · 뽕나무 · 산사나무 · 돌복숭아 · 돌배 · 유자나무 · 헛개나무 · 으름덩굴 · 왕머루 · 앵두나무 · 산수유나무 · 고욤나무).
— 열매의 100%(예: 매실 · 오미자 · 무화과).
— 수분 함량이 많은 열매 110%(예: 사과 · 배 · 호박).

▶ 가지 줄기와 잎줄기
80~100%(예: 쇠무릎 · 인동덩굴 · 마가목 · 담쟁이덩굴 · 보리수나무 · 하수오 · 부처손 · 호랑가시나무).

▶ 껍질 _ 50%(예: 자귀나무).

▶ 뿌리
50%(예: 달맞이꽃 · 둥굴레 · 엉겅퀴 · 구기자 · 더덕 · 도라지 · 독활 · 용담 · 참당귀 · 생강 · 조릿대 · 자귀나무 · 잔대 · 창출,, · 개미취 · 강활 · 독활 · 구릿대).

▶ **양념류** _ 50%(예: 생강 · 마늘).

9. 효소를 만들 수 있는 약용 식물

▶ **꽃** _ 양지꽃 · 구기자 · 골담초 · 진달래 · 개나리

▶ **꽃봉오리** _ 꿀풀 · 목련

▶ **새싹** _ 두릅나무 · 쑥 · 가시오가피 · 오갈피 · 삽주 · 잔대 · 하수오 · 칡 · 솔잎 · 잣나무 · 음나무 · 죽순

▶ **전초** _ 곰취 · 꿀풀 · 머위 · 민들레 · 사철쑥 · 쇠무릎 · 쇠비름 · 씀바귀 · 애기똥풀 · 인동덩굴 · 황정 · 할미꽃 · 차전차 · 바위취 · 미나리 · 강활 · 구릿대 · 냉초 · 닭의장풀 · 비수리 · 삼백초 · 삼지구엽초 · 엉겅퀴 · 이질풀 · 우산나물 · 일당귀 · 차즈기(소엽) · 가시오갈피 · 오가피 · 구기자 · 익모초 · 참당귀 · 참취 · 청미래덩굴 · 개미취 · 산마늘 · 와송 · 부처손 · 조릿대 · 꾸지뽕나무 · 생강나무 · 산사나무 · 진달래 · 호랑가시나무

▶ **줄기** _ 꿀풀 · 쇠무릎 · 인동덩굴 · 담쟁이덩굴 · 이질풀 · 구기자 · 하수오 · 와송 · 부처손 · 함초(생초) · 조릿대 · 겨우살이 · 진달래

▶ **열매**_ 붉은가시딸기 · 가시오갈피 · 오가피 · 구기자 · 보리수나무 · 오미자 · 머루 · 청미래덩굴 · 마가목 · 복분자 · 으름덩굴 · 블루베리 · 꾸지뽕나무 · 매화나무 · 뽕나무 · 모과나무, 산사나무 · 복숭아나무 · 돌배 · 유자나무 · 헛개나무 · 배나무 · 사과나무 · 무화과나무 · 앵두나무 · 고욤나무 · 유자나무 · 벚나무

▶ **뿌리**_ 천마 · 민들레 · 쇠무릎 · 달맞이꽃 · 둥굴레 · 엉겅퀴 · 할미꽃 · 구기자 · 더덕 · 도라지 · 독활 · 용담 · 참당귀 · 청미래덩굴 · 마늘 · 생강 · 와송 · 부처손 · 조릿대

10. 면역력과 암에 좋은 약용 식물

꿀풀 · 꾸지뽕나무 · 겨우살이 · 와송 · 부처손 · 조릿대 · 삼백초 · 지치 · 곰취 · 머위 · 민들레 · 쇠비름 · 씀바귀 · 인삼 · 가시오갈피 · 차전자 · 두릅나무 · 쑥 · 돌미나리 · 구기자 · 도라지 · 용담 · 참취 · 청미래덩굴 · 블루베리 · 마늘 · 칡 · 함초 · 무화과나무 · 느릅나무.

제2장

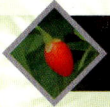

| 봄 | 여름 | 가을 | 겨울 | 나무 |

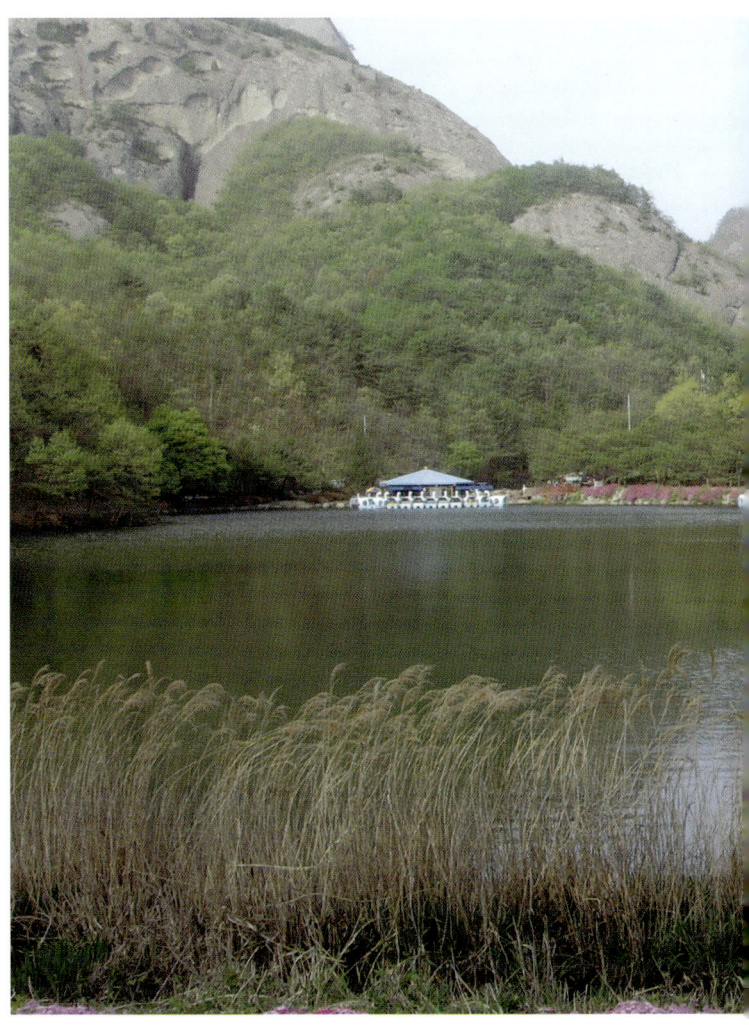

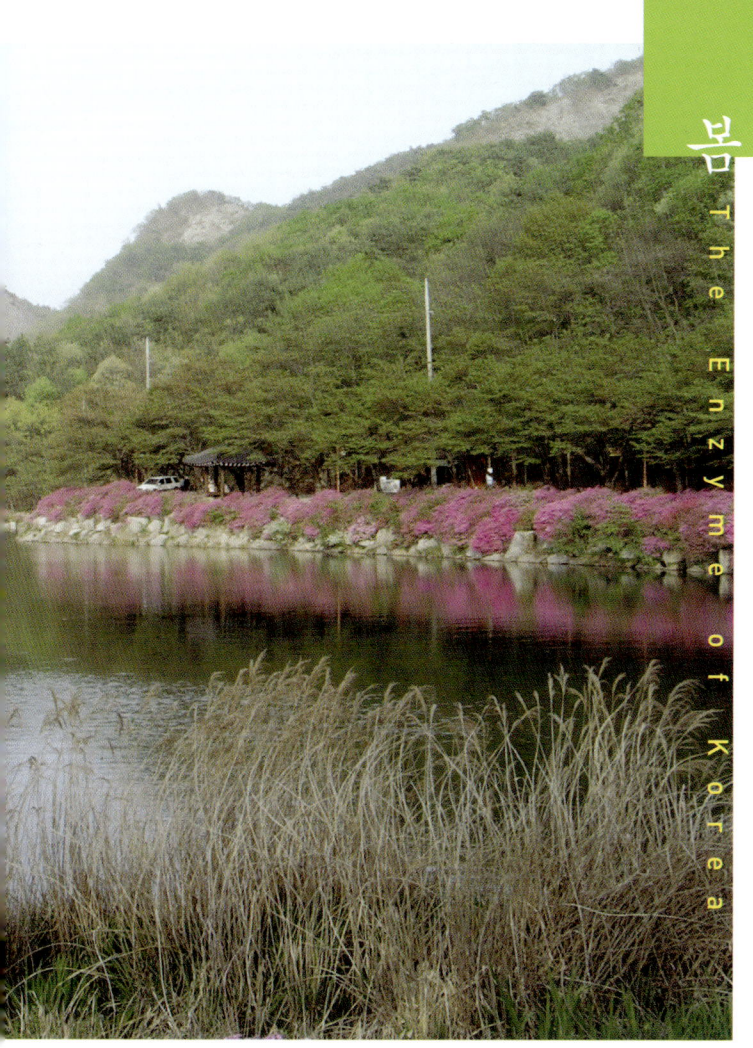

봄 The Enzyme of Korea

봄 꿀풀(꿀풀과)

- **학명** : Prunella vulgaris L.liacina var. liacina Nakai
- **한약명** : 하고초(夏枯草) · **다른 이름** : 연면 · 내동 · 동풍 · 철색초 · 맥하초 · 근골초 · 등롱두

▶ 채취
1. 꽃 · 꽃봉오리 · 전초 · 줄기 · 뿌리.
2. 꽃과 전초를 뜯어 그늘에, 뿌리는 수시로 캐어 햇볕에 말려 쓴다.

▶ 효소 만들기
봄~여름까지 잎 · 줄기 · 꽃봉오리를 통째로 채취하여 항아리에 넣고 황설탕으로 만든 시럽이나 황설탕 50%를 넣고 밀봉하여 100일 동안 발효시킨 후에 3개월~1년 동안 숙성시킨 후에 효소 1에 생수 5를 희석해서 먹는다.

▶ 식용
봄에 꽃이 피었을 때 꽃술을 따서 먹거나 꽃이 피기 전에 어린잎을 따서 물로 씻고 끓은 물에 살짝 데쳐서 나물로 무쳐 먹는다.

▶ 이용 및 효능
1. **한방**에서 꿀풀의 지상부인 과수를 건조한 것을 갑상선종에 다른 약재와 처방한다.
2. 갑상선종 · 고혈압 · 이뇨 · 자궁염 · 연주창 비대 · 해열 · 나력 · 급성유선염 · 대하.

▶ 약리 작용 _ 항암 작용 · 소염 작용 · 혈압 강하 · 항균 작용 · 이뇨 작용.

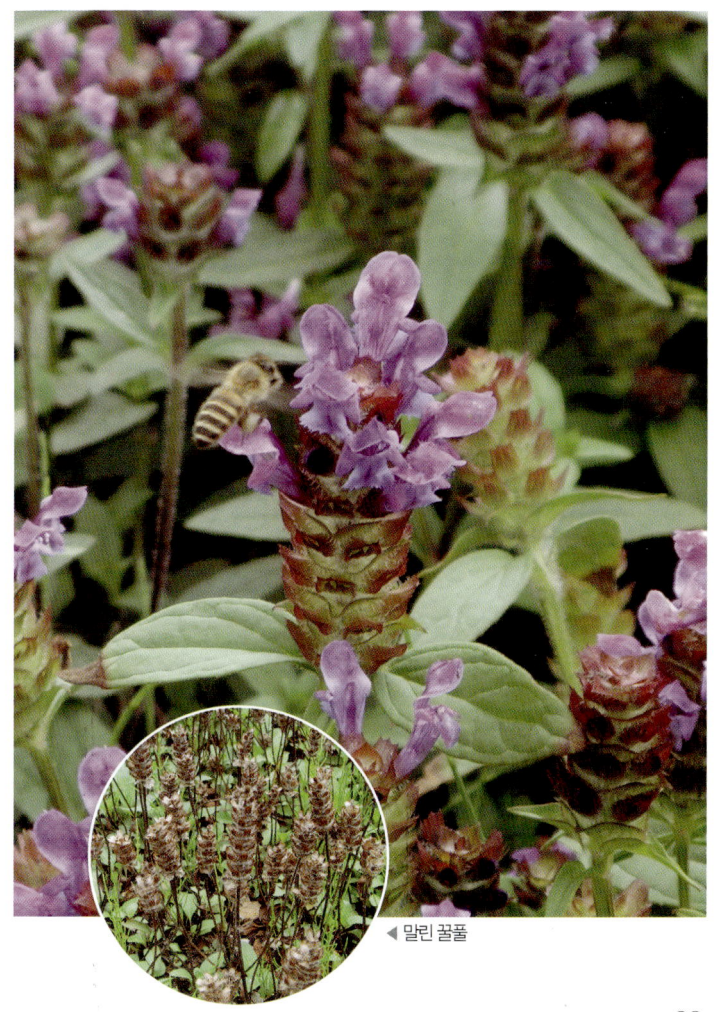
◀ 말린 꿀풀

삼지구엽초 (매자나무과)

- **학명**: Epimedium koreanum Nakai
- **한약명**: 음양곽(淫羊藿) · **다른 이름**: 강전 · 천양금 · 선영피 · 폐경초 · 삼지초 · 선령비

▶ 채취

1. 꽃 · 전초 · 줄기 · 뿌리.
2. 봄에 전초를 뜯어 그늘에, 여름~가을 사이에 열매 · 줄기 · 뿌리를 채취하여 햇볕에 말려서 쓴다.

▶ 효소 만들기

봄~여름에 전초를 따서 항아리에 넣고 황설탕으로 만든 시럽이나 황설탕 50%를 넣고 밀봉하여 100일 동안 발효시킨 후에 3개월~1년 이상 숙성시킨 후 효소 1에 생수 5를 희석해서 먹는다.

▶ 식용

1. 봄에 부드러운 잎을 생으로 먹거나 나물 · 튀김 · 쌈으로 먹는다.
2. 닭을 삶을 때 잎을 몇 개를 넣으면 냄새가 사라진다.

▶ 이용 및 효능

1. **한방**에서 뿌리 줄기를 말린 것을 하포목단근이라 부른다. 약성은 건근 · 익골 · 지력에 좋기 때문에 주로 '보기조양약'으로 쓰고 다른 약재와 처방한다.
2. 정력 강화 · 자양 강장 · 중풍 · 반신 불수 · 신체 허약 · 불임 · 음위.

▶ 약리 작용 _ 정액 분비 촉진 · 혈압 강하 · 말초 혈관 확장.

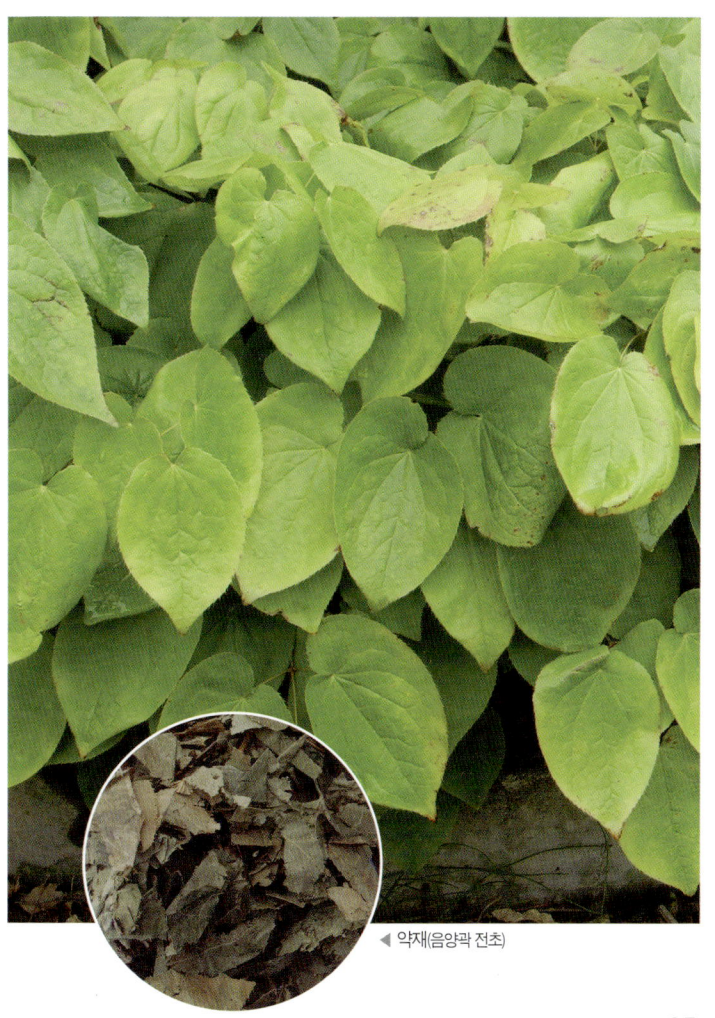
◀ 약재(음양곽 전초)

삼백초(삼백초과)

- **학명** : Saururus chinensis Lour. Baill
- **한약명** : 백화(白花)
- **다른 이름** : 삼백초근 · 삼점백 · 전삼백 · 오로백 · 백화연 · 삼엽백초 · 백설골 · 백면골 · 수목통

▶ 채취

1. 전초, 뿌리.
2. 봄에 전초를 그늘에, 여름에 지상부와 뿌리를 채취하여 햇볕에 말려서 쓴다.

▶ 효소 만들기

봄에 전초를 뜯어 항아리에 넣고 황설탕으로 만든 시럽이나 황설탕 50%를 넣고 밀봉하여 100일 동안 발효를 시킨 후에 3개월~1년 이상 숙성시켜 효소 1에 생수 5를 희석하여 먹는다.

▶ 식용 _ 봄~여름에 부드러운 잎을 뜯어 쌈으로 먹거나 끓은 물에 살짝 데쳐서 나물로 먹는다.

▶ 이용 및 효능

1. **한방**에서 지상부를 삼백초, 뿌리를 삼백초근이라 부른다. 전체 또는 뿌리를 다른 약재와 처방한다.
2. **민간**에서 삼백초 달인 물로 여성의 백대하에 쓰고, 욕탕에 풀어 냉증에 쓰고, 생잎을 짓찧어 뱀에 물렸을 때 독이 더 이상 퍼지는 것을 막는 데 쓴다.

▶ 약리 작용 _ 항암 작용, 해독 작용.

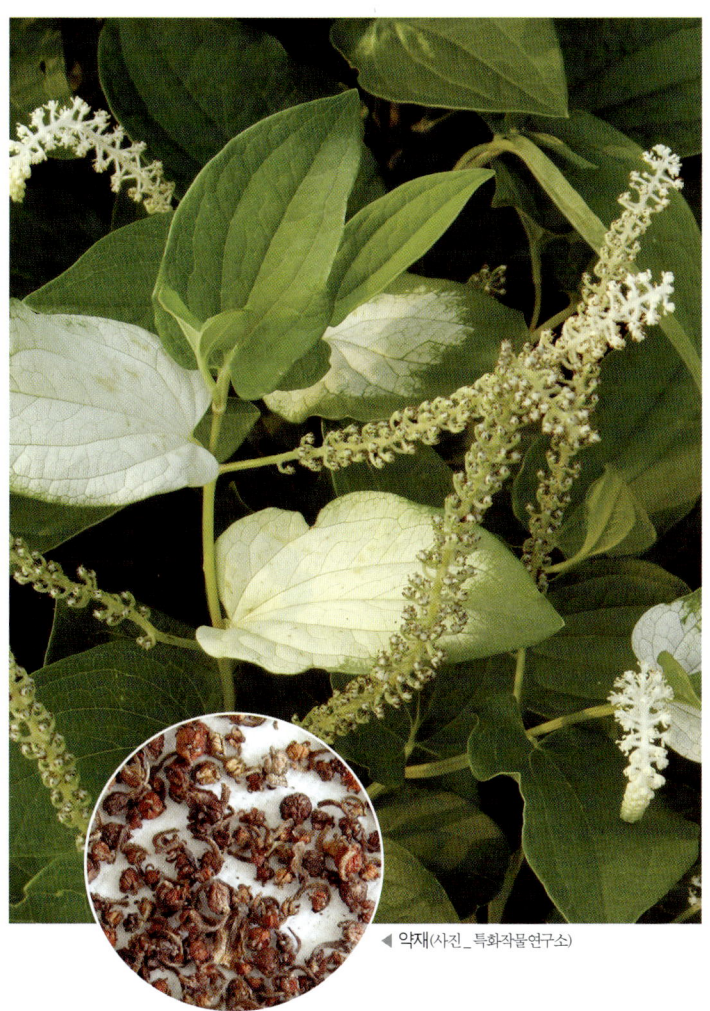

◀ **약재**(사진_특화작물연구소)

곰취(국화과)

- **학명**: Ligularia fischeri(Ledeb.) Turcz.
- **한약명**: 호로칠(葫蘆七)　· **다른 이름**: 산자원 · 대구가 · 마제엽 · 웅소 · 옹채 · 곤달비

▶ 채취
1. 잎 · 근경 · 뿌리.
2. 봄에 잎과 줄기를 수시로 채취하여 그늘에, 가을에 잎이 마르기 전에 뿌리를 캐어 햇볕에 말려서 쓴다.

▶ 효소 만들기
봄에 잎을 뜯어 물로 씻고 물기를 뺀 다음 항아리에 잎을 넣고 황설탕으로 만든 시럽이나 황설탕 50%를 넣고 밀봉하여 100일 동안 발효시킨 후에 3개월~1년 이상 숙성시킨 후 효소 1에 생수 5를 희석해서 먹는다.

▶ 식용 및 장아찌 만들기
1. 봄에 곰취 잎자루째 뜯어 쌈으로 먹는다. 잎을 끓는 물에 살짝 데쳐서 나물로 무쳐 먹거나 볶음 · 국 · 찌개의 재료로 쓴다.
2. 봄에 잎을 뜯어 깻잎처럼 양념에 재어 1개월 후에 먹는다.

▶ 이용 및 효능
1. 한방에서 곰취의 뿌리를 호로칠이라 부른다. 폐를 다스리는 데 다른 약재와 처방한다.
2. 고혈압 · 해수 · 천식 · 거담 · 진해 · 백일해 · 객혈 · 기침.

▶ 약리 작용
항암 작용 · 항산화 작용 · 진통 작용 · 항염 작용 · 지혈 작용.

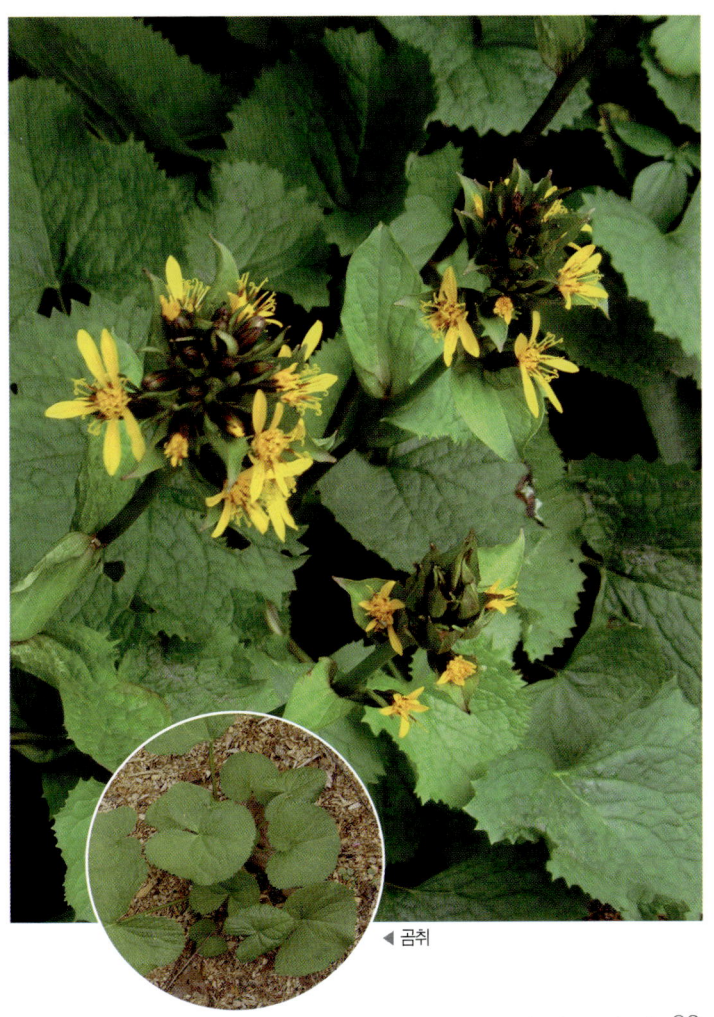

◀ 곰취

민들레 (국화과)

- **학명** : Taraxacum monogolicum H.Mazz.
- **한약명** : 포공영(蒲公英)
- **다른 이름** : 지정 · 황화랑 · 구유초

▶ 채취
1. 전초, 뿌리.
2. 봄~ 여름에 전초는 그늘에, 뿌리를 통째로 캐어 햇볕에 말려 쓴다.

▶ 효소 만들기
전초와 뿌리를 통째로 채취하여 항아리에 넣고 황설탕으로 만든 시럽이나 황설탕 50%를 넣고 밀봉하여 100일 후에 발효시킨 후에 3개월~1년 이상 숙성시킨 후에 효소 1에 생수 5를 희석해서 먹는다.

▶ 식용 및 장아찌 만들기
꽃째로 따서 끓은 물에 살짝 데쳐서 나물 무침으로 먹는다. 어린잎을 뜯어 쌈으로 먹거나 생즙 · 튀김으로 먹는다. 잎과 뿌리째 캐어 김치로 담가 먹는다. 잎을 뜯어 깻잎처럼 양념에 재어 1개월 후에 먹는다.

▶ 이용 및 효능
1. **한방**에서 뿌리가 달린 전초를 포공영이라 부른다. 간을 다스리는 데 다른 약재와 처방한다.
2. **민간**에서 즙인 유액으로 여성의 젖을 잘 나오는 데 쓰고, 벌레나 독충에 물렸을 때에 짓찧어 환부에 발랐다.

▶ 약리 작용 _ 항암 작용 · 혈당 강하 · 소염 작용 · 항균 작용 · 이담 작용.

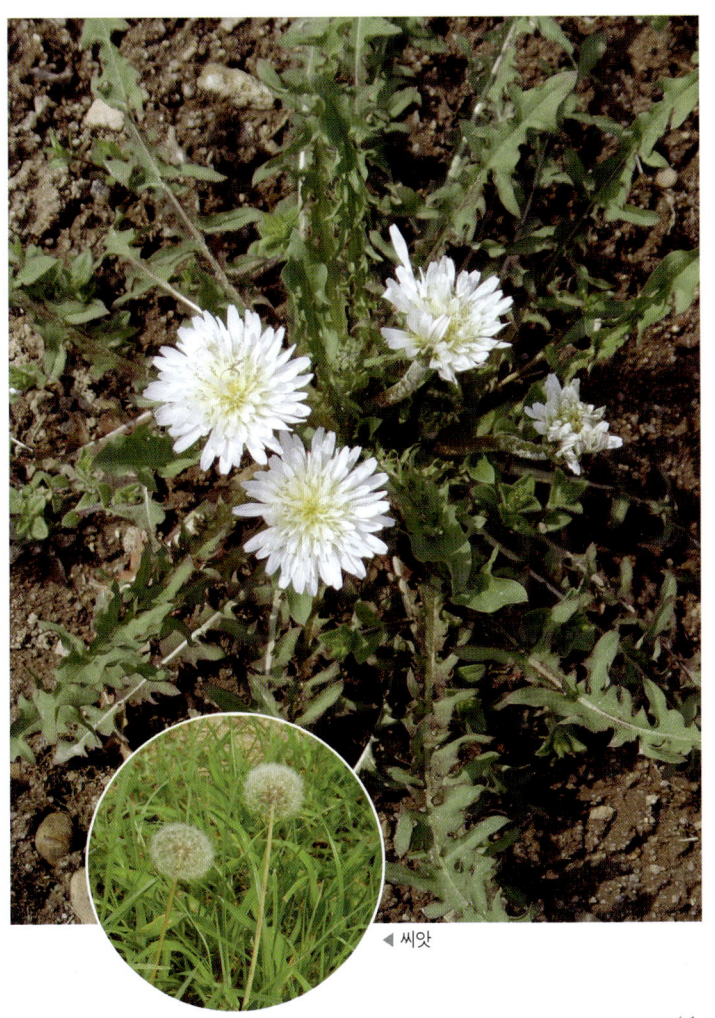

◀ 씨앗

돌나물 (돌나물과)

- **학명** : Sedum sarmentosum Bunge
- **한약명** : 석지초(石指草)
- **다른 이름** : 석상채(石上菜) · 불지감 · 석지갑 · 삼칠자 · 반지련 · 토삼칠 · 수분초 · 돈나물 · 돗나물

▶ 채취
1. 꽃(식용) · 전초(약용 · 식용) · 뿌리(약용).
2. 봄~가을까지 전초를 채취하여 햇볕에 말려서 쓴다.

▶ 효소 만들기
전초를 채취하여 물로 깨끗이 씻고 물기를 뺀 후 항아리에 넣고 황설탕으로 만든 시럽이나 황설탕 50%를 넣고 밀봉하여 100일 동안 발효시킨 후에 3개월~1년 이상 숙성시킨 후에 효소 1에 생수 5를 희석해서 먹는다.

▶ 식용 및 장아찌 만들기
1. 봄~여름에 꽃이 피기 전에 부드러운 전초를 뜯어 물로 씻고 물기를 뺀 다음 생으로 초고추장에 찍어 먹거나, 김치나 무침을 담가 먹는다.
2. 전초를 뜯어 깻잎처럼 양념에 재어 1개월 후에 먹는다.

▶ 이용 및 효능
1. **한방**에서 전초인 석지초로 간염을 다스리는 데 다른 약재와 처방한다.
2. **민간**에서 잎으로 즙을 내어 해독이나 화상에 쓰고, 독충에 쏘이거나 뱀에 물렸을 때 환부에 짓찧어 붙였다.

▶ **약리작용** _ 소염 작용 · 진통 작용 · 해독 작용.

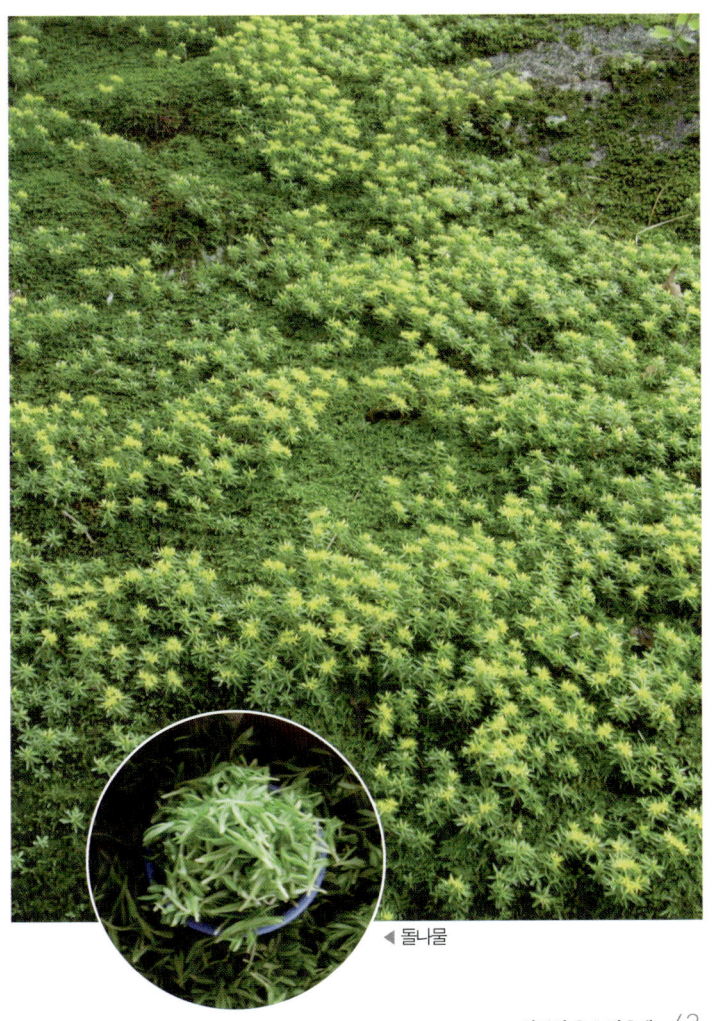
◀ 돌나물

천마(난초과)

- **학명** : Gasyrodia elata Blume
- **한약명** : 천마(天麻) · **다른 이름** : 수자해좃 · 적전 · 정풍초 · 신초 · 격전지 · 적마

▶ 채취

1. 뿌리(괴경).
2. 가을에 뿌리줄기를 캐어 겉껍질을 벗긴 후 햇볕에 말려서 쓴다.
3. 가을부터 이듬해 봄까지 뿌리줄기를 캐어 쓴다.
4. 겨울에 채취한 것을 동마, 뿌리줄기를 물에 쪄서 말린 것을 초천마, 종이 위에 종이가 탈 때까지 구워 낸 것을 외천마로 부른다.

▶ 효소 만들기

가을에 뿌리를 캐어 물로 씻고 물기를 뺀 후 항아리에 뿌리를 넣고 황설탕으로 만든 시럽이나 황설탕 50%를 넣고 밀봉하여 100일 동안 발효시킨 후에 3개월~1년 이상 숙성시킨 후에 효소 1에 생수 5를 희석해서 먹는다.

▶ 식용 _ 뿌리를 강판에 갈아 생즙을 내어 먹거나 생으로 먹는다.

▶ 이용 및 효능

1. **한방**에서 뿌리줄기를 천마라 부른다. 뇌질환에 다른 약재와 처방한다.
2. 뇌 관련 질환 · 두통 · 어지러움 · 뇌출혈 · 중풍 · 언어장애 · 반신불수 · 고혈압 · 류머티즘 · 요통 · 손발저림 · 소아 경풍 간질.

▶ 약리 작용 _ 담즙 분비 촉진 작용 · 진정 작용 · 경련 억제 작용.

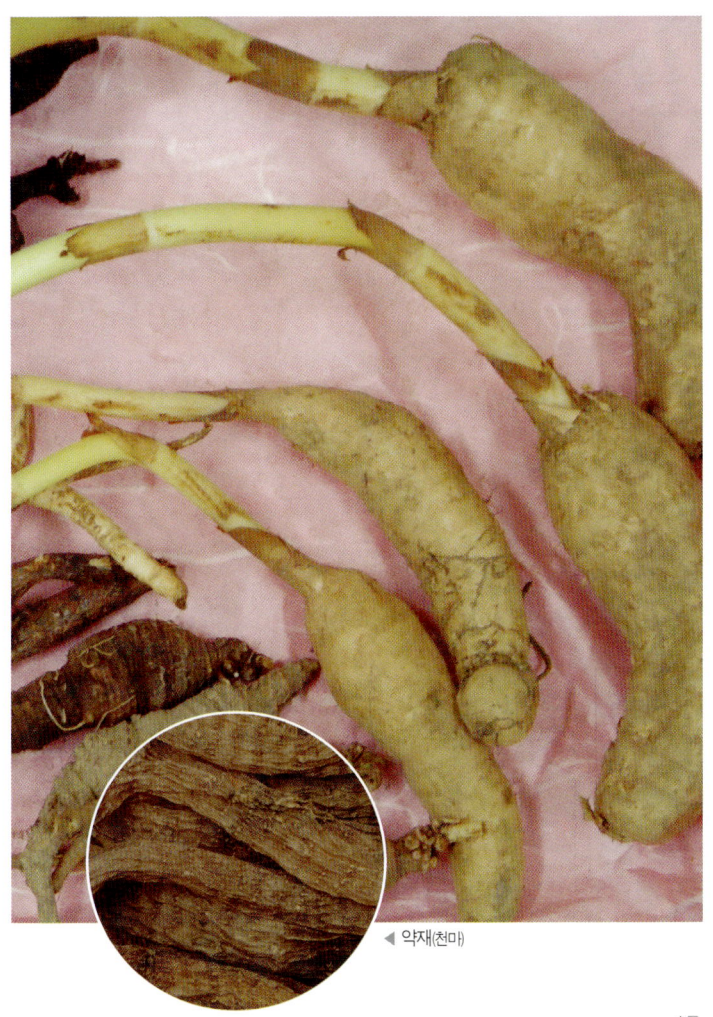

◀ 약재(천마)

머위 (국화과)

- **학명**: Petasites japonicus (S.et Z.) Maxim.   · **한약명**: 봉두채(蜂斗菜), 봉두근(蜂斗根)
- **다른 이름**: 사두초 · 야남과 · 흑남과 남과삼철 · 관동화 · 머구 · 머우 · 멍우

▶ 채취

1. 꽃봉오리 · 전초 · 뿌리(근경)
2. 꽃이 피기 전 꽃대를 그늘에, 뿌리줄기를 채취하여 햇볕에 말려 쓴다.

▶ 효소 만들기

봄에 전초를 뜯어 항아리에 넣고 황설탕으로 만든 시럽이나 황설탕 50%를 넣고 밀봉하여 100일 동안 발효시킨 후 3개월~1년 이상 숙성시킨 후에 효소 1에 생수 5를 희석해서 먹는다.

▶ 식용

1. 봄에 부드러운 잎을 뜯어 쌈으로 먹거나 끓은 물에 살짝 데쳐서 나물 무침으로 먹는다.
2. 머위 잎자루를 통째로 꺾어 껍질을 벗긴 후 잘게 썰어서 양념장에 재어 반찬으로 먹는다.

▶ 이용 및 효능

1. **한방**에서 근경과 전초를 봉두채라 부른다. 폐를 다스리는 데 다른 약재와 처방한다.
2. **민간**에서 목감기에 머위로 즙을 내어 양치질을 했다.

▶ 약리작용 _ 항암 작용 · 혈당 강하.

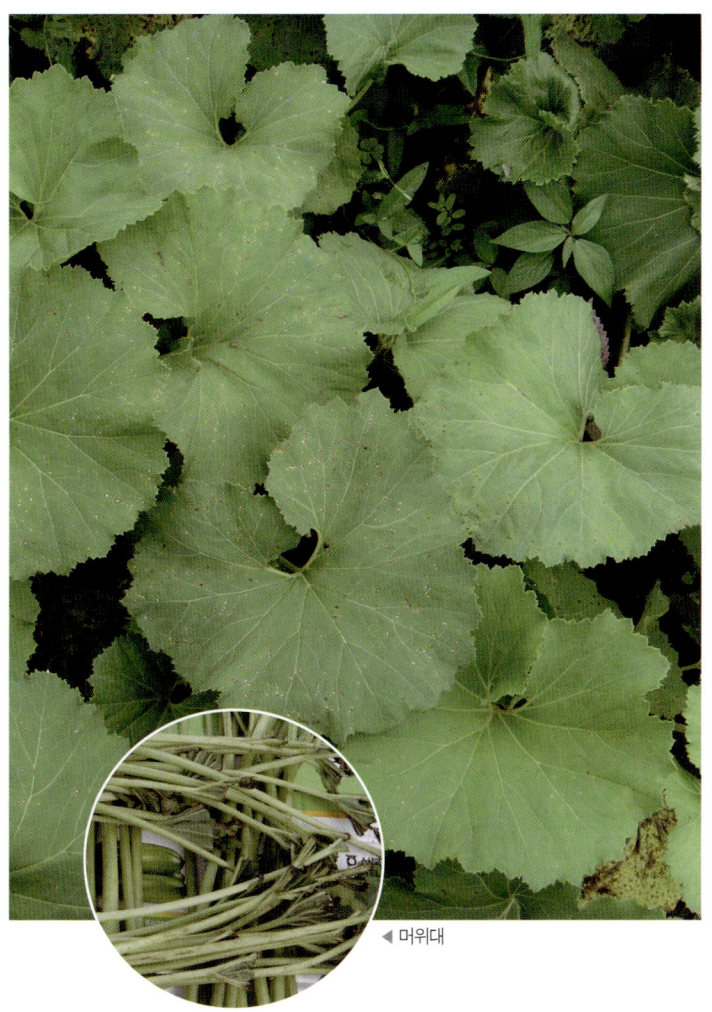

◀ 머위대

쑥(국화과)

- **학명** : Artemisia princeps Pampan
- **한약명** : 애엽(艾葉)   · 다른 이름 : 애호 · 의초 · 영초 · 서초 · 황초 · 애봉 · 애(艾)

▶ 채취
1. 전초.
2. 5월 5일 단오 전에 잎을 뜯어 햇볕에 말려서 쓴다.

▶ 효소 만들기
이른 봄에 새싹이나 단오 이전에 쑥을 뜯어 항아리에 넣고 황설탕으로 만든 시럽이나 황설탕 50%를 넣고 밀봉하여 100일 동안 발효시킨 후에 3개월~1년 동안 숙성시킨 후에 효소 1에 생수 5를 희석해서 먹는다.

▶ 식용
1. 봄에 어린순을 뜯어 쑥국 · 된장국에 넣어 먹거나 나물로 무쳐 먹는다.
2. 쑥떡 · 쑥인절미 · 쑥송편 · 절편 · 나물밥 등을 만들어 먹는다.

▶ 이용 및 효능
1. **한방**에서 잎을 애엽이라 부른다. 쑥은 강장제와 보혈제로 약성이 온화하여 심동 · 복통 · 태루에 다른 약재와 처방한다.
2. **민간**에서 좌훈 · 쑥환 · 쑥뜸 · 건강음료 화장품 등에 응용되고 있다.

▶ 약리작용 _ 항암 작용 · 항균 작용 · 자궁 수축 작용.

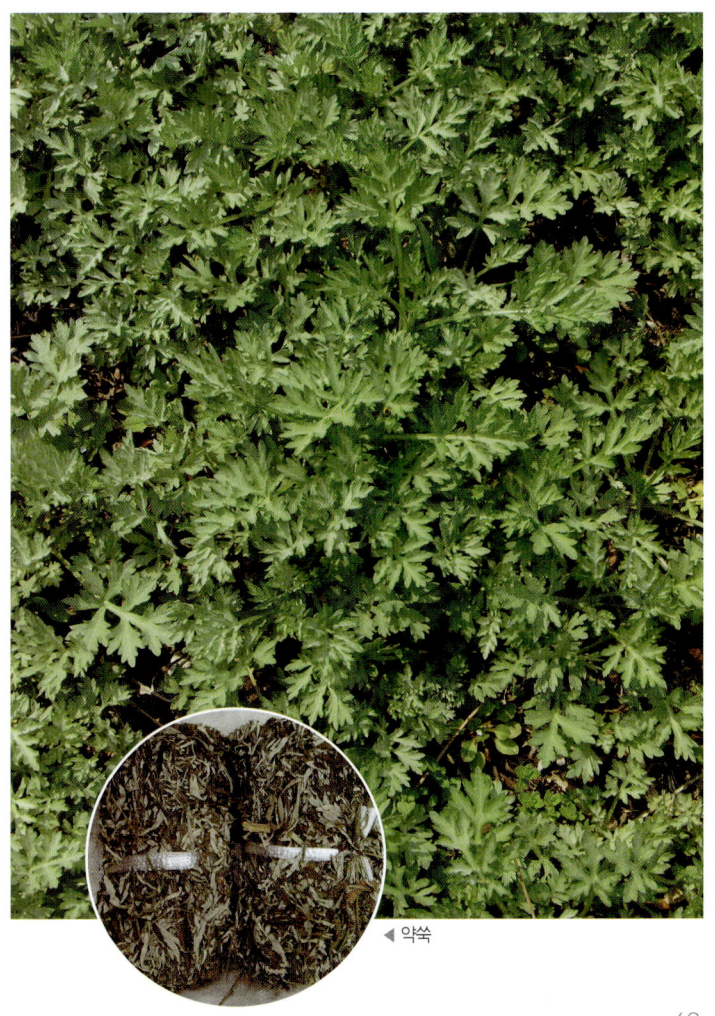

◀ 약쑥

사철쑥 (국화과)

· **학명** : Artemisia capillarris Thunb.　· **한약명** : 인진호(茵蔯蒿)　· **다른 이름** : 인진 · 취호 · 면인진 · 토인진 · 추호 · 애탕쑥 · 생당쑥

▶ 채취

1. 전초, 어린잎(식용)
2. 봄에 사철쑥 높이가 10cm 정도 자랐을 때 전초를 채취하여 그늘에서 말려서 쓴다.
3. 봄에는 독이 없지만 여름이 되면 잎과 줄기가 뻣뻣해지면 독성이 있다.

▶ 효소 만들기

봄에 사철쑥 전초를 채취하여 항아리에 넣고 황설탕으로 만든 시럽이나 황설탕 30%를 넣고 밀봉하여 100일 동안 발효시킨 후에 3개월~1년 동안 숙성시킨 후에 효소 1에 생수 5를 희석해서 먹는다.

▶ 식용 _ 봄에 어린잎을 뜯어 된장국에 넣어 먹거나 끓은 물에 살짝 데쳐서 나물로 무쳐서 먹는다.

▶ 이용 및 효능

1. **한방**에서 인진호는 간을 다스리는 데 다른 약재와 처방한다.
2. 간염 · 황달 · 간암 · 담낭염 · 담석증 · 소변 불리 · 혈액 순환.

▶ 약리 작용 _ 이담 자용(담즙 분비) · 지방 분해 · 배설 촉진.

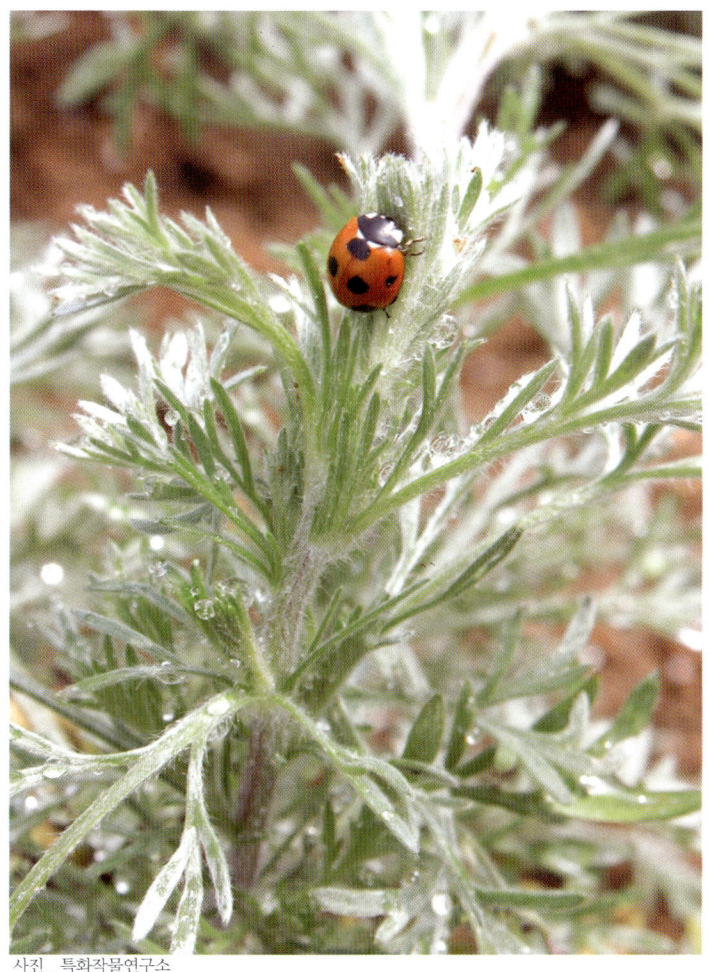

사진 _ 특화작물연구소

쇠무릎 (비름과)

- **학명**: Achyranthes japonica(Miq.) Nakai
- **한약명**: 우슬(牛膝) · **다른 이름**: 우경 · 우석 · 백배 · 접골초 · 고장근 · 쇠물팍

▶ 채취

1. 잎 · 줄기 · 뿌리.
2. 봄~여름에 잎과 줄기를 채취하여 그늘에, 가을~겨울에 뿌리를 캐어 햇볕에 말려서 쓴다.

▶ 효소 만들기

잎 · 줄기 · 뿌리를 채취, 물에 씻고 물기를 뺀 후 항아리에 넣고 황설탕으로 만든 시럽이나 황설탕 50%를 넣고 밀봉하여 100일 동안 발효시킨 후에 3개월~1년 이상 숙성시킨 후에 효소 1에 생수 5를 희석해서 먹는다.

▶ 식용 및 조청 만들기

1. 봄~여름에 부드러운 잎을 뜯어 쌈으로 먹거나 끓은 물에 살짝 데쳐 나물로 무쳐서 먹는다.
2. 쇠무릎 뿌리를 진하게 달여 우려 낸 물에 엿기름을 넣어 조청을 만든다.

▶ 이용 및 효능

한방에서 우슬 뿌리는 정혈 · 이뇨 · 통경약으로 쓰고 · 생우슬은 산어혈과 옹저에 쓰고, 줄기와 잎인 우슬경엽은 요슬동통과 한습위비에 쓰고, 무릎 통증을 다스리는 데 다른 약재와 처방한다.

▶ 약리작용 _ 진통 작용 · 혈압 강하 · 흥분 작용 · 항균 작용 · 이뇨 작용.

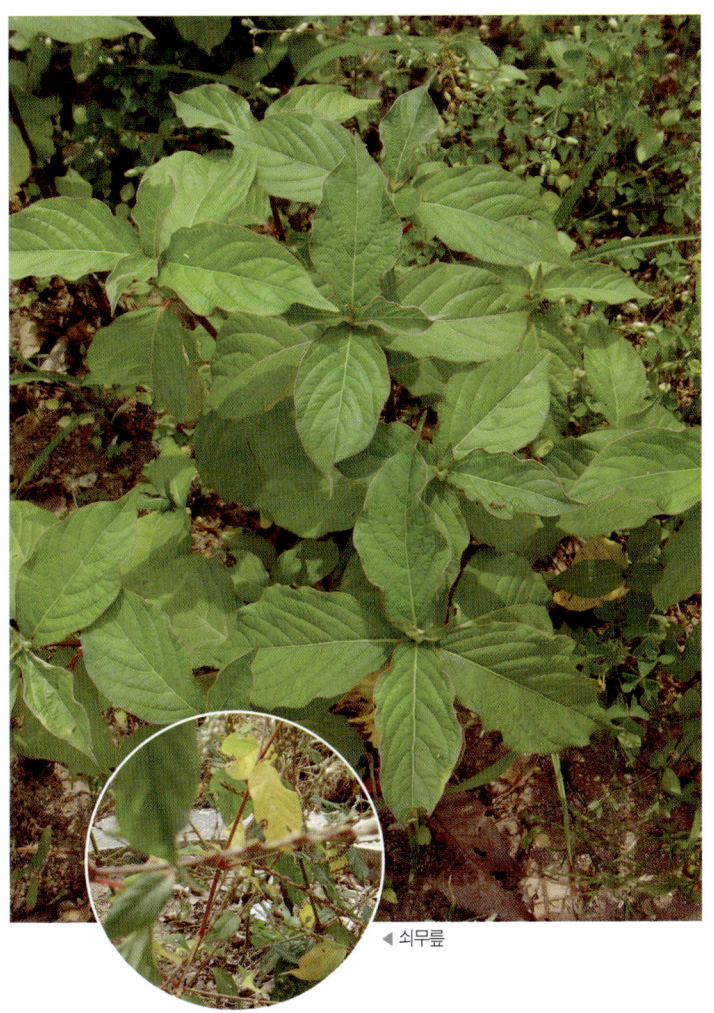
◀ 쇠무릎

쇠비름 (쇠비름과)

· 학명 : Portulaca oleracea L. · 한약명 : 마치현(馬齒莧) · 다른 이름 : 장명채 · 오행초 · 마치초 · 마현 · 산초 · 과자채 · 마치용아 · 제모유 · 마마채 · 돼지풀 · 도둑풀

▶ **채취**

1. 꽃 · 전초 · 줄기 · 열매 · 뿌리.
2. 여름에 전초와 줄기를 채취하여 햇빛에 말려서 쓴다.

▶ **효소 만들기**

봄에 전초를 채취하여 물로 씻고 물기를 뺀 다음 항아리에 넣고 황설탕으로 만든 시럽이나 황설탕 30%를 넣고 밀봉하여 100동안 발효시킨 후 3개월~1년 이상 숙성시킨 후에 효소 1에 생수 5를 희석해서 먹는다.

▶ **식용**

1. 봄~여름에 잎과 줄기를 뜯어 끓은 물에 데쳐서 양념을 해서 먹는다.
2. 생즙 · 죽 · 나물 · 비빔밥 · 쌈밥등 데쳐서 초고추장에 무침으로 먹는다.

▶ **이용 및 효능**

1. **한방**에서 '마치현' 이라 부른다. 어혈을 다스리는 데 다른 약재와 처방한다.
2. **민간**에서 독충이나 벌레에 물렸을 때, 벌에 쏘였을 때, 버짐에 쇠비름 생잎을 짓찧어 붙였다.

▶ **약리작용** _ 항암 작용 · 항균 작용 · 흥분 작용 · 강장 작용.

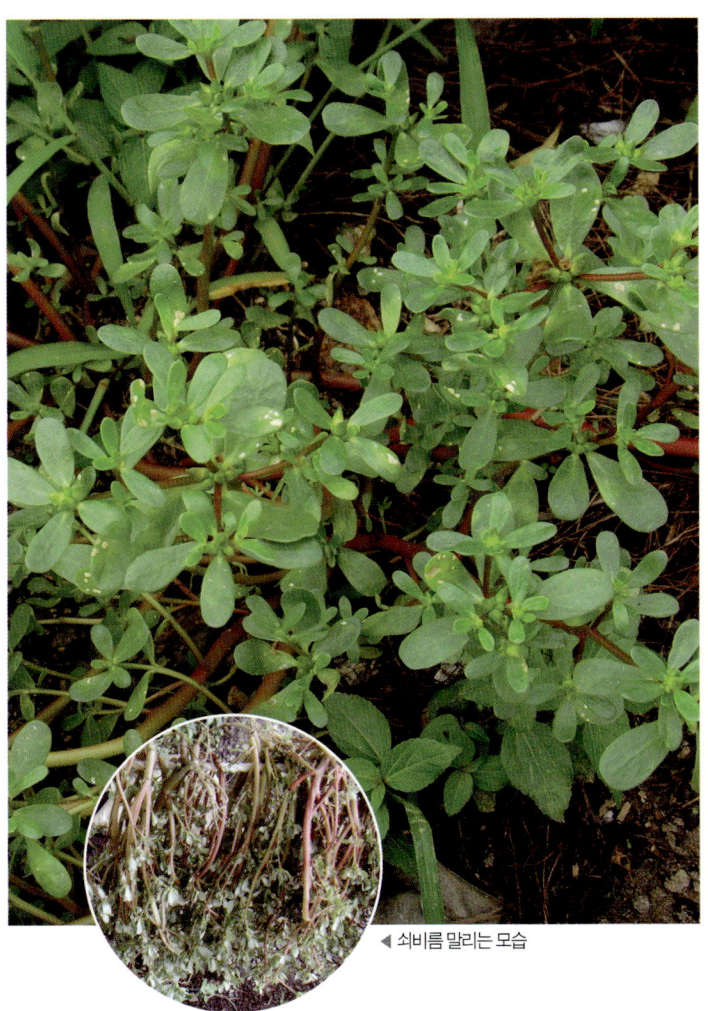

◀ 쇠비름 말리는 모습

씀바귀 (국화과)

- **학명**: Lxeris dentata (Thunb.) Nakai · **한약명**: 황과채(黃瓜菜) · **다른 이름**: 고채 · 선씀바귀 · 흰씀바귀 · 갯씀바귀 · 소고저 · 칠탁현 · 활혈초 · 쓴나물 · 싸랑부리 · 씸배나물

▶ 채취

1. 전초, 뿌리(약용, 식용).
2. 봄에 전초와 줄기를 채취하여 그늘에서 말려서 쓴다.

▶ 효소 만들기

봄에 전초를 채취하여 물로 씻고 물기를 뺀 다음 항아리에 넣고 황설탕으로 만든 시럽이나 황설탕 50%를 넣고 밀봉하여 100일 동안 발효시킨 후에 3개월~1년 동안 숙성시킨 후에 효소 1에 생수 5를 희석해서 먹는다.

▶ 식용

1. 봄에는 전초를 뜯어 살짝 데쳐 나물 무침, 여름에는 쌈으로 먹는다.
2. 씀바귀를 전체를 채취하여 물에 담가 우려 내어 쓴맛을 제거한 후에 조리하여 먹거나 소금물에 삭혀 김치를 담가 먹는다.

▶ 이용 및 효능

1. **한방**에서 전초를 황과채로 부른다. 피부병을 다스리는 데 다른 약재와 처방한다.
2. **민간**에서 사마귀를 제거할 때 잎이나 줄기에서 나오는 흰 즙을 발랐다.

▶ 약리 작용 _ 항암 작용 · 혈압 강하 · 항알레르기 작용 · 작용 · 항산화 작용 · 항박테리아 작용.

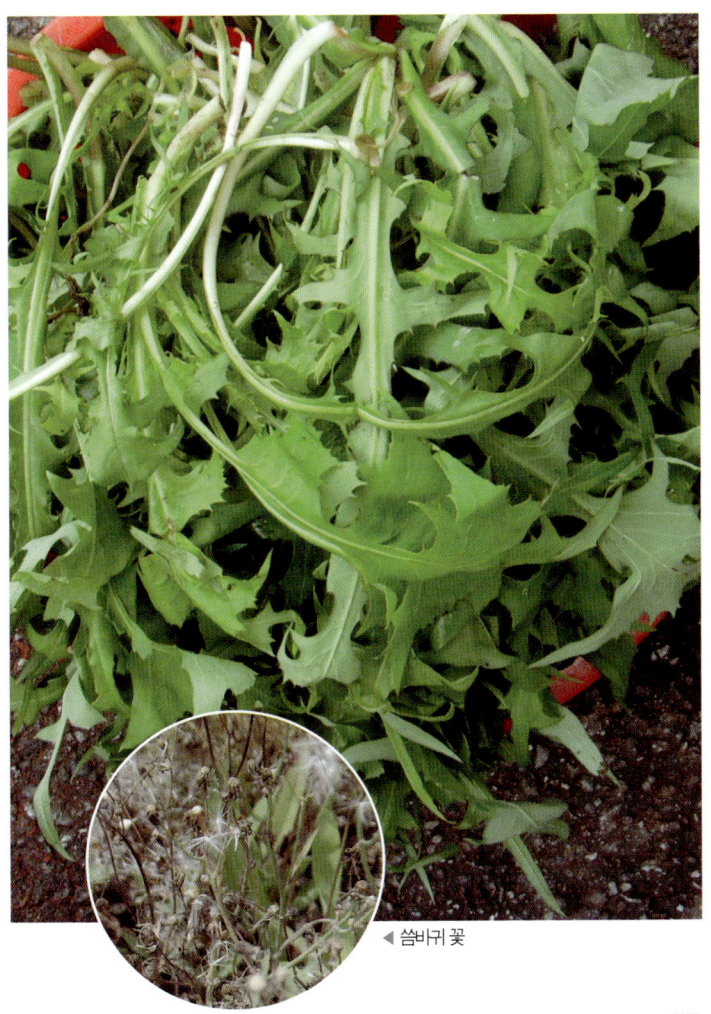

◀ 씀바귀 꽃

애기똥풀 (양귀비과)

- **학명**: Chelidonium majusL. var. asiaticum (Hara) Ohwi
- **한약명**: 백굴채(白屈菜)
- **다른 이름**: 소야·단장초·지황련·토황련·카치다리·가황련·젖풀·우금화

▶ 채취

1. 전초, 뿌리.
2. 봄에 꽃이 피기 전에 채취하여 그늘에, 뿌리는 여름에 캐서 햇볕에 말려서 쓴다.

▶ 효소 만들기

봄에 전초를 채취하여 물로 씻고 물기를 뺀 다음 항아리에 넣고 황설탕으로 만든 시럽이나 황설탕 50%를 넣고 밀봉하여 100일 동안 발효시킨 후 3개월~1년 이상 숙성시킨 후 효소1에 생수5를 희석해서 먹는다.

▶ 식용

봄에 어린잎을 따서 물에 담가 독성을 충분히 제거한 후에 끓는 물에 살짝 데쳐서 나물로 무쳐 먹는다.

▶ 이용 및 효능

1. **한방**에서 전초를 백굴채, 뿌리를 백굴채근이라 부른다. 위를 다스리는 데 다른 약재와 처방한다.
2. **민간**에서 전초를 짓찧어 뱀, 독충, 벌레에 물렸을 때, 옴이나 종기가 났을 때, 옻에 올랐을 때 환부에 바른다.

   ▶ **약리 작용** _ 진경 작용·진통 작용·항균 작용.

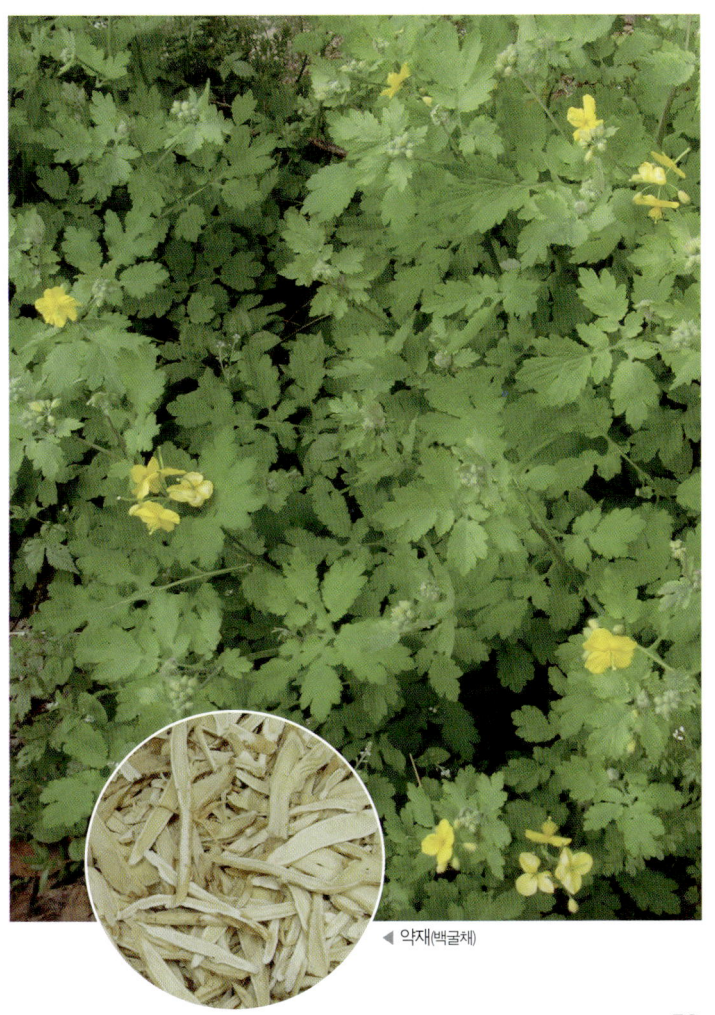
◀ 약재(백굴채)

양지꽃 (장미과)

- **학명**: Potentilla fragarioides L. var. major Maxim.
- **한약명**: 치자연(雉子筵) · 다른 이름: 치자연 · 모후자 · 만산홍 · 위릉채 · 표자 · 연위증

▶ 채취
1. 전초, 뿌리.
2. 봄에 양지꽃의 전초를 채취하여 그늘에서 말려서 쓴다.

▶ 효소 만들기
봄에 양지꽃을 채취하여 항아리에 넣고 황설탕으로 만든 시럽이나 황설탕 25%를 넣고 밀봉하여 100일 동안 발효시킨 후 3개월~1년 동안 숙성시킨 후에 효소 1에 생수 5를 희석해서 먹는다.

▶ 식용
1. 봄에 연한잎을 뜯어 끓은 물에 살짝 데쳐서 나물 무침으로 먹는다.
2. 꽃은 무침이나 샐러드로 먹는다.

▶ 이용 및 효능
1. 한방에서 전초 말린 것을 치자연(雉子筵)으로 부른다. 신체 허약을 다스리는 데 다른 약재와 처방한다.
2. 신체 허약 · 스태미나 강화 · 월경 과다 · 토혈 · 지혈.

▶ 약리 작용 _ 지혈 작용.

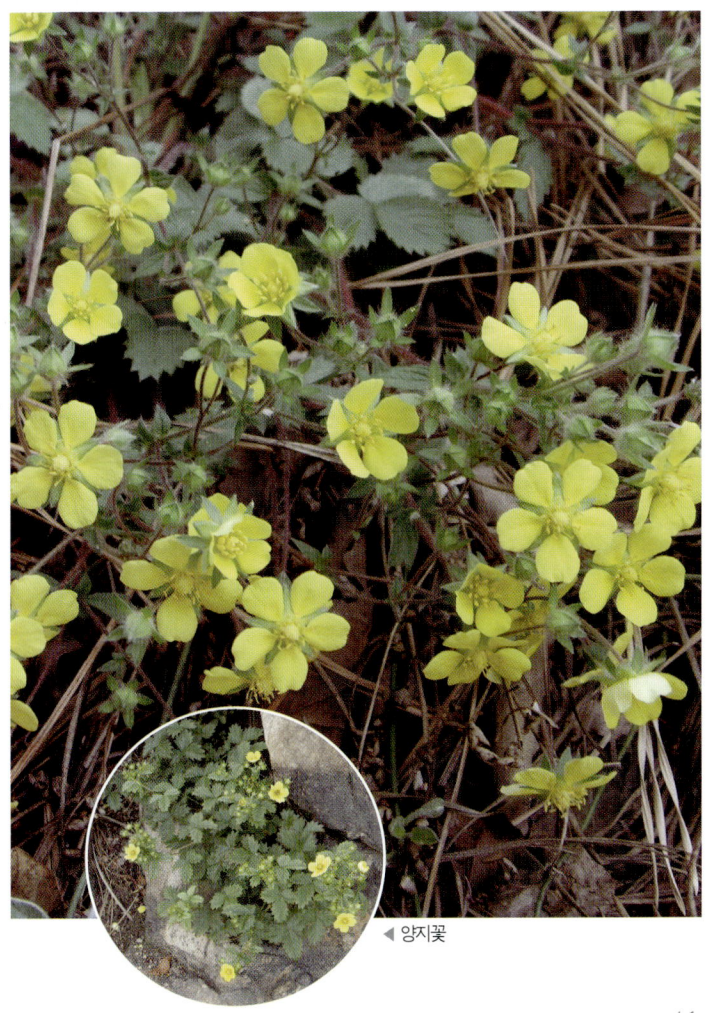

◀ 양지꽃

할미꽃 (미나리아재비과)

- **학명** : Pulsatilla Koreana NaKai.
- **한약명** : 백두옹(白頭翁)   • **다른 이름** : 야장인 · 주지화 · 백두공 · 호왕사자

▶ 채취

1. 뿌리.
2. 봄에 꽃이 피기 전에 뿌리를 캐서 햇볕에서 말려서 쓴다.

▶ 효소 만들기

봄에 백두옹 전체를 채취하여 물에 씻고 물기를 뺀 다음 항아리에 넣고 황설탕으로 만든 시럽이나 황설탕 30%를 넣고 밀봉하여 100일 동안 발효시킨 후에 3개월~1년 동안 숙성시킨 후에 효소 1에 생수 5를 희석해서 먹는다.

▶ 금기 _ 식물 전체에 독성이 있어 나물로 먹으면 안 된다.

▶ 이용 및 효능

1. 한방에서 뿌리를 백두옹이라 부른다. 장염을 다스리는 데 다른 약재와 처방한다.
2. 장염 · 설사 · 신경통 · 혈리 · 치질 출혈 · 월경 곤란 · 임파선염 · 수렴 · 이질.

▶ 약리작용 _ 항암 작용 · 항균 작용.

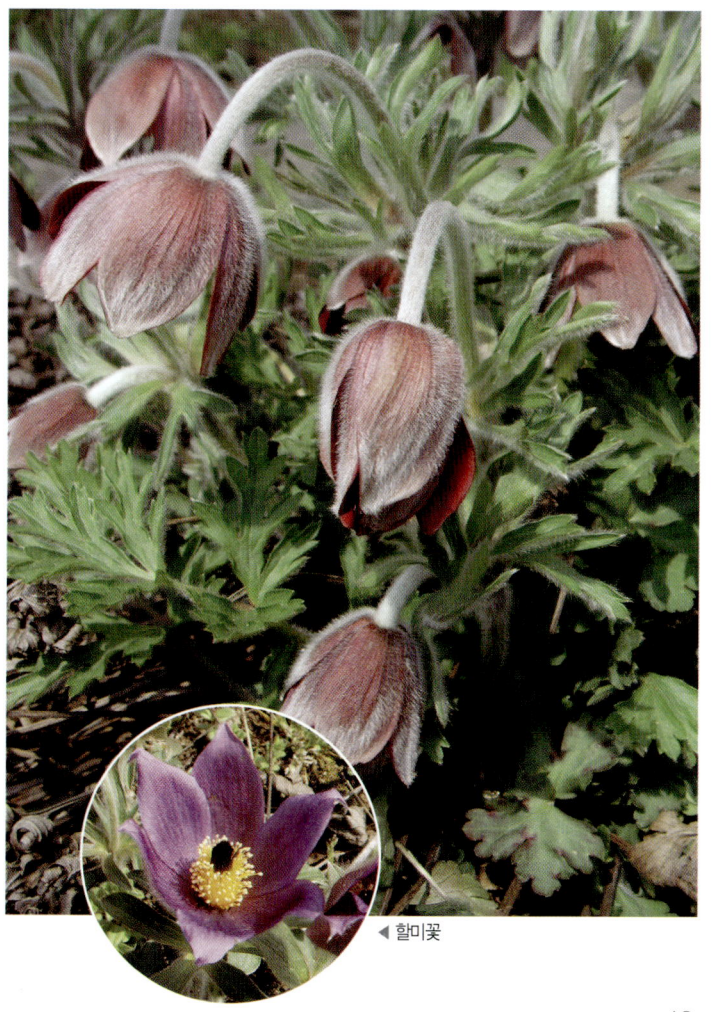

◀ 할미꽃

차전자(질경이과)

- **학명** : Plantago asiatica L.
- **한약명** : 차전자(車前子) · **다른 이름** : 질경이 · 차전초 · 부이 · 마사 · 빼뿌자이 · 길장구

▶ 채취
1. 전초 · 뿌리 · 종자.
2. 전초는 수시로 뜯어 그늘에, 뿌리는 가을부터 이듬해 봄까지 캐서 햇볕에 말려서 쓴다. 종자는 여름~가을에 채취하여 쓴다.

▶ 효소 만들기
봄에 전초를 뜯어 물에 씻고 물기를 뺀 다음 항아리에 넣고 황설탕으로 만든 시럽이나 황설탕 50%를 넣고 밀봉하여 100일 동안 발효시킨 후 3개월~1년 동안 숙성시킨 후에 효소1에 생수5를 희석해서 먹는다.

▶ 식용 및 장아찌 만들기
1. 봄~여름에 부드러운 잎을 뜯어 쌈을 싸서 먹는다. 맥분+질경이를 섞어서 떡을 만들어 먹었다. 국을 끓여 먹거나 부침이나 튀김으로 먹는다.
2. 봄에 부드러운 잎을 뜯어 깻잎처럼 양념에 재어 1개월 후에 먹는다.

▶ 이용 및 효능
1. **한방**에서 전초를 차전, 씨앗을 차전자라 부른다. 이뇨를 다스리는 데 다른 약재와 처방한다.
2. **민간**에서 즙을 내어 고기를 먹을 때 즙을 발라서 먹었다.

▶ 약리 작용 _ 항암 작용(씨앗) · 이뇨 작용 · 항염 작용 · 지혈 작용.

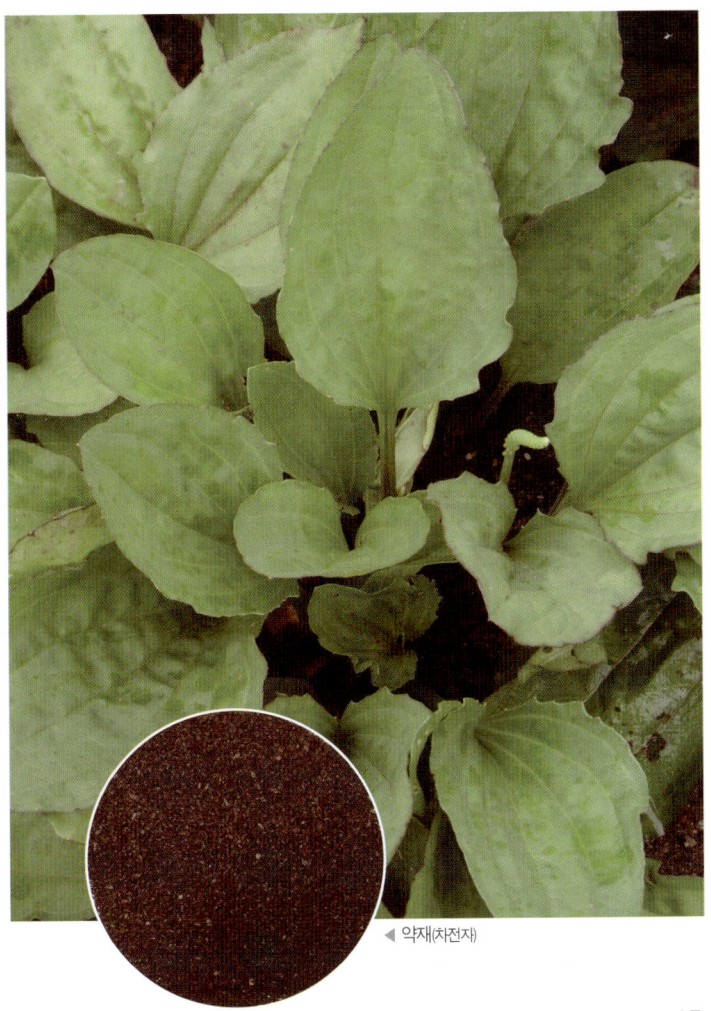

◀ 약재(차전자)

참취 (국화과)

- **학명**: Aster scaber Thunb.
- **한약명**: 동풍채(東風菜) · 동풍채근(東風菜根)
- **다른 이름**: 선백초 · 산백제 · 백운초 · 산합로 · 나물취 · 암취 · 취

▶ 채취

1. 전초 · 뿌리 · 어린순(식용).
2. 여름에 전초를 채취하여 그늘에, 가을에 뿌리를 캐어 햇볕에 말려 쓴다.

▶ 효소 만들기

봄에 전초를 채취하여 항아리에 넣고 황설탕으로 만든 시럽이나 황설탕 30%를 넣고 밀봉하여 100일 동안 발효시킨 후 3개월~1년 이상 발효시킨 후에 효소 1에 생수 5를 희석해서 먹는다.

▶ 식용

1. 봄에 어린잎을 채취하여 끓는 물에 살짝 데쳐서 나물로 먹거나 양념장에 무쳐 쌈으로 먹는다.
2. 봄에 전초를 채취하여 말려 두었다가 겨울에도 묵나물로 먹거나 찌개에 넣어 먹는다.

▶ 이용 및 효능

1. 한방에서 전초를 동풍채, 뿌리를 동풍채근이라 부른다. 통증을 다스리는 데 다른 약재와 처방한다.
2. 독충이나 뱀에 물렸을 때 생뿌리를 짓찧어 즙을 내어 환부에 붙였다.

▶ 약리 작용 _ 발암 물질 억제 작용 · 소염 작용.

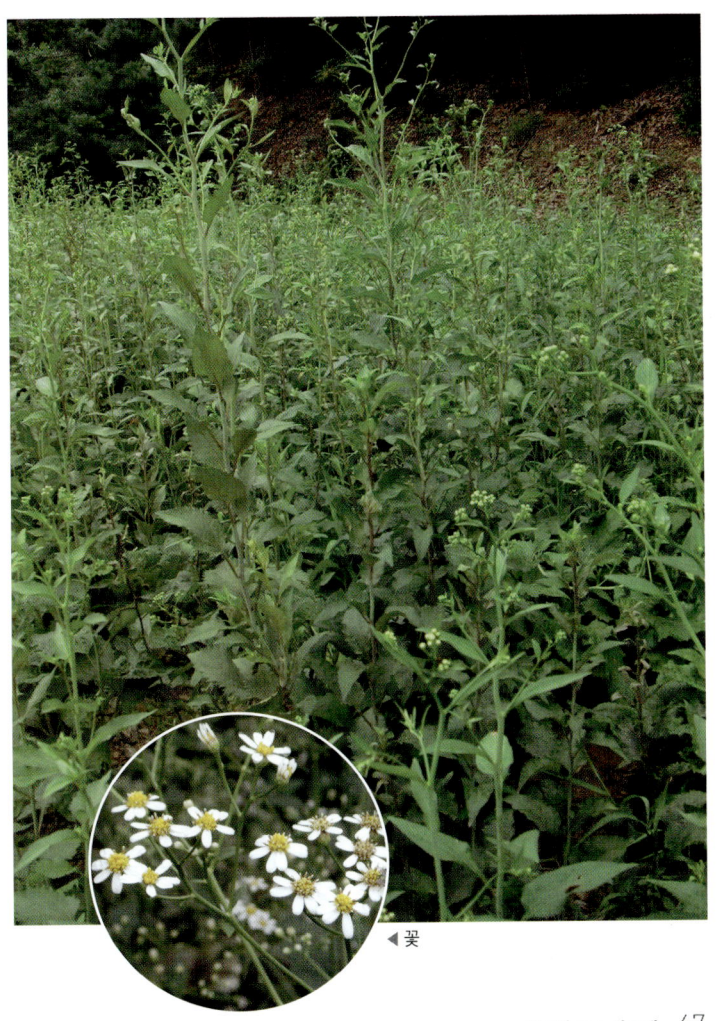
◀ 꽃

개미취 (국화과)

- **학명** : Aster tataricus L. fil.
- **한약명** : 자원(紫苑)   · **다른 이름** : 자완 · 산백채 · 자원

▶ 채취

1. 전초 · 뿌리 · 뿌리줄기.
2. 가을에 뿌리를 캐어 햇볕에 말려서 쓴다.

▶ 효소 만들기

봄에 전초를 채취하여 항아리에 넣고 황설탕으로 만든 시럽이나 황설탕 30%를 넣고 밀봉하여 100일 후에 동안 발효시킨 시킨 후에 3개월~1년 이상 숙성시킨 후에 효소 1에 생수 5를 희석해서 먹는다.

▶ 식용 및 자원탕 만들기

1. 봄에 어린잎과 순을 뜯어 쌈으로 먹거나 끓은 물에 살짝 데쳐서 나물 무침으로 먹는다. 전초를 뜯어 그늘에 말려서 묵나물로 먹는다.
2. 자원(말린 개미취 전초)+천문동+길경이+행인+상백피+감초를 배합해서 약한 불로 끓여 자원탕을 만든다.

▶ 이용 및 효능

1. **한방**에서 자원이라 부른다. 폐 질환을 다스리는 데 다른 약재와 처방한다.
2. 토혈 · 이뇨 · 해수 · 천식 · 진해 · 거담 · 소변 불통.

▶ **약리 작용** _ 항암 작용 · 이뇨 작용 · 항균 작용.

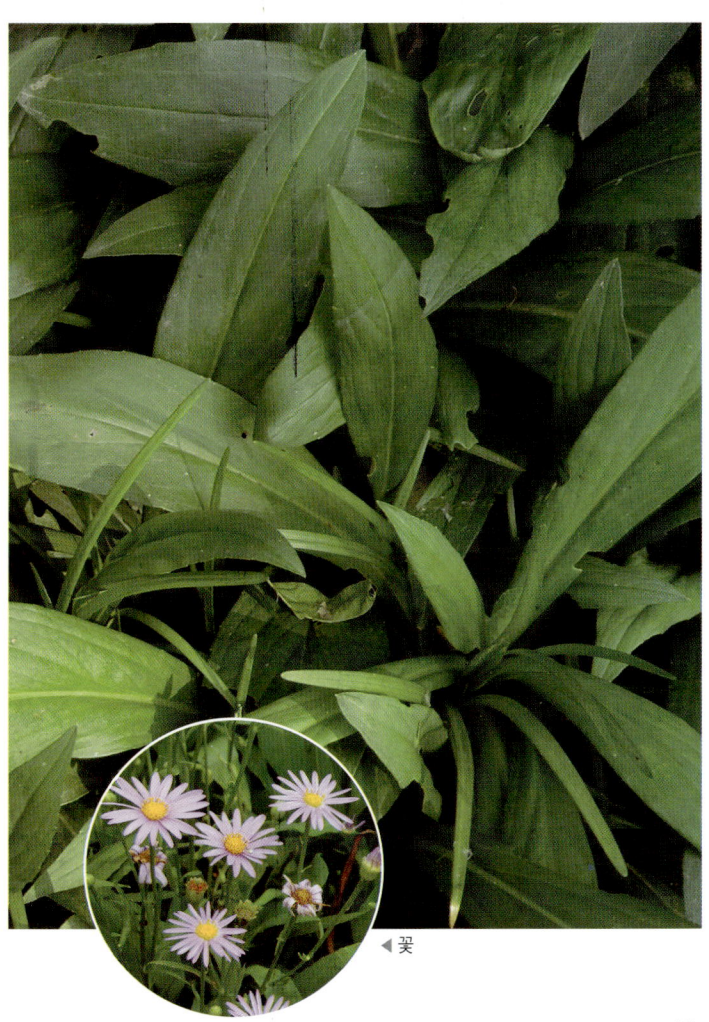

◀ 꽃

바위취(범의귀과)

- 학명 : Saxifraga stolonifera Meerb
- 한약명 : 호이초(虎耳草) · 다른 이름 : 호이

▶ 채취

1. 꽃, 전초.
2. 봄에 꽃이 피기 전에 전초를 뜯어 그늘에 말려서 쓴다.

▶ 효소 만들기

봄에 전초를 뜯어 항아리에 넣고 황설탕으로 만든 시럽이나 황설탕 30%를 넣고 밀봉하여 100일 동안 발효시킨 후 에 3개월~1년 동안 숙성시킨 후에 효소 1에 생수 5를 희석해서 먹는다.

▶ 식용

봄에 전초를 뜯어 물에 씻고 물기를 뺀 다음에 쌈을 싸서 먹거나 끓은 물에 살짝 데쳐서 나물로 무쳐 먹는다.

▶ 이용 및 효능

1. **한방**에서 전초를 호이초라 부른다. 해독을 다스리는 데 다른 약재와 처방한다.
2. **민간**에서 전초를 짓찧어 즙내어 치질에 쓴다.
3. 해독 · 청열 · 거풍 · 습진 · 치질 · 폐종 · 해수 · 토혈 · 중이염.

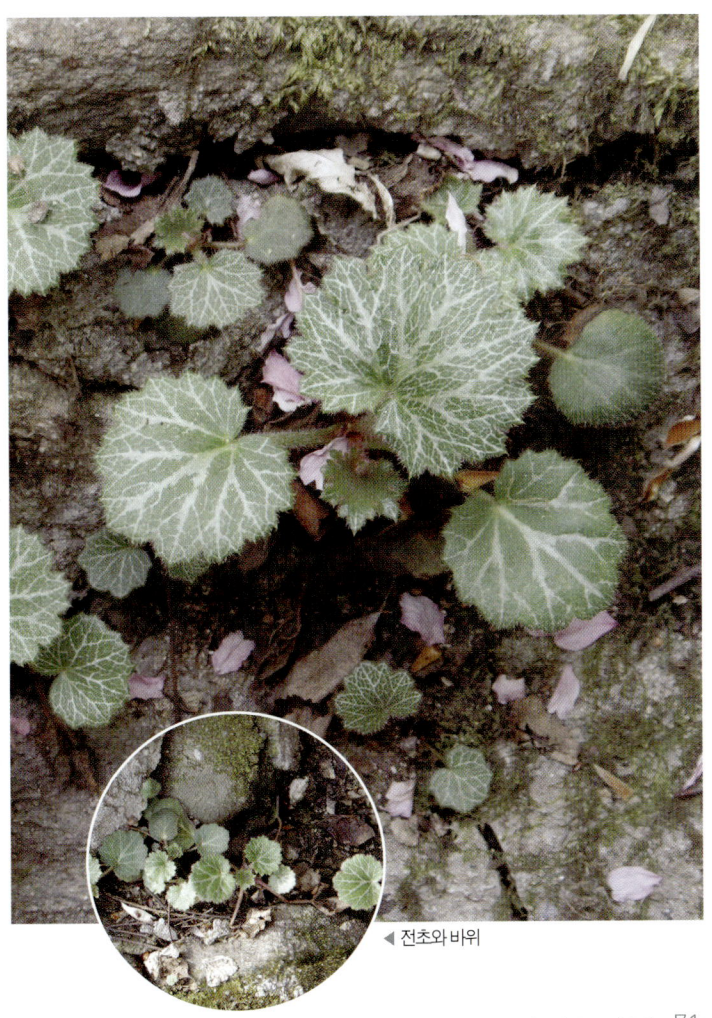

◀ 전초와 바위

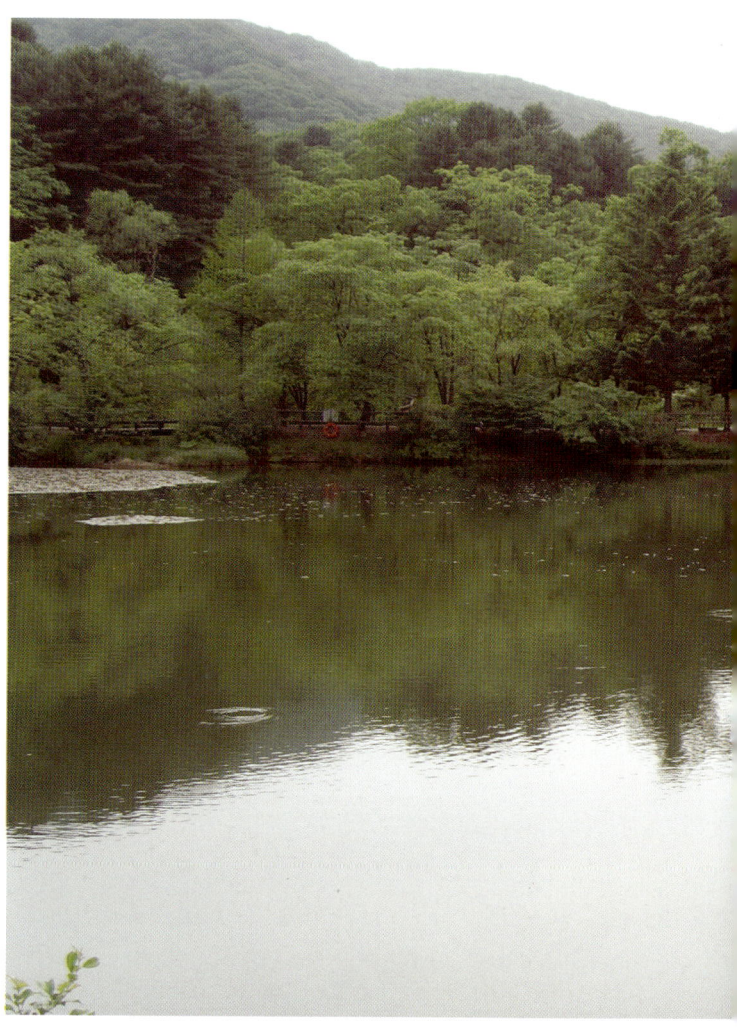

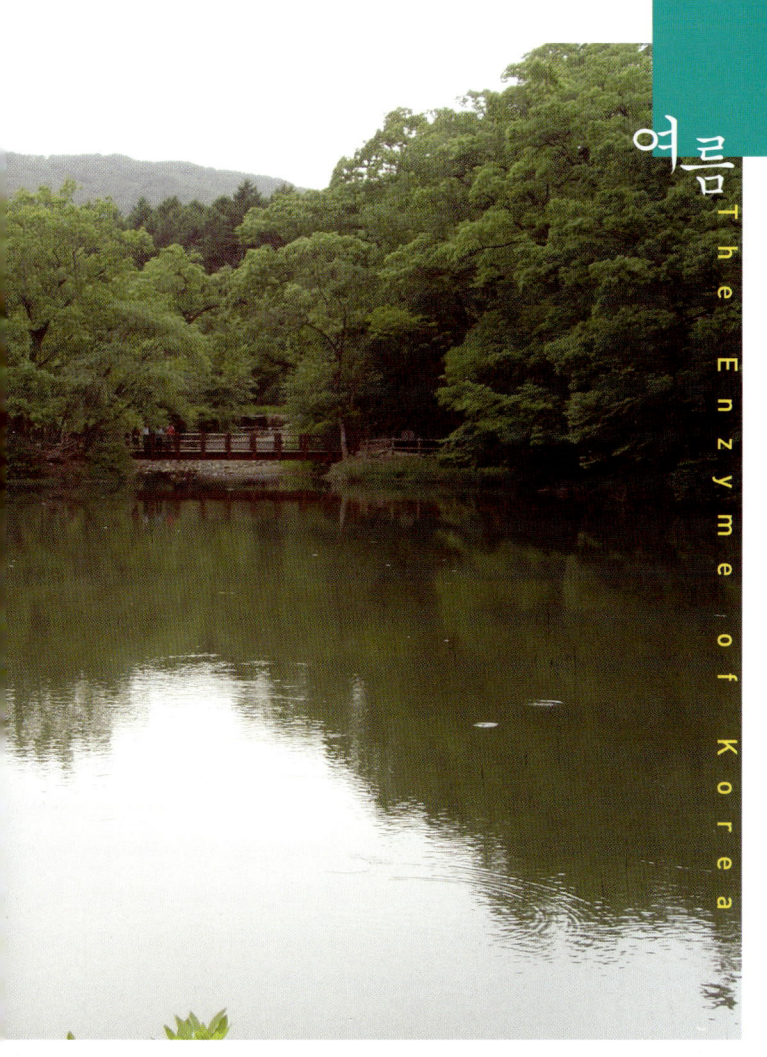

여름

The Enzyme of Korea

미나리 (미나리과)

- **학명** : Oenanthe javanica(BL.) DC.
- **한약명** : 수근(水芹) · **다른 이름** : 수영(水英) · 근채(根菜) · 수근채(水芹菜)

▶ 채취

1. 전초.
2. 11월부터 이듬해 5월까지 채취하여 잎과 줄기를 그늘에 말려서 쓴다.

▶ 효소 만들기

미나리를 전초를 채취하여 항아리에 넣고 황설탕으로 만든 시럽이나 황설탕 50%를 넣고 밀봉하여 100일 동안 발효시킨 후 3개월~1년 이상 효소 1에 생수 5를 희석하며 먹는다.

▶ 식용 _ 봄에 연한 잎과 줄기를 뜯어 김치 · 나물 · 쌈 · 초무침 · 생으로나 데쳐서 무침 · 물김 · 즙 · 생선 찌개 양념 · 부침개로 먹는다. 생선찌개나 매운탕에 주재료나 부재료인 양념으로 쓴다.

▶ 이용 및 효능

1. **한방**에서 수근 · 수영이라 부른다. 잎과 줄기를 독극물의 해독이나 기관지와 폐의 기능을 좋게 할 때 다른 약재와 처방한다.
2. **민간**에서 관절염 통증에 미나리를 짓찧어 무릎에 두껍게 발라 찜질을 했다. 해독 작용이 뛰어나 복어탕을 끓일 때 미나리를 넣어 복어의 독성을 중화시켰다.

▶ 약리 작용 _ 혈압 강하 · 발암 물질의 활동 억제 · 해독 작용.

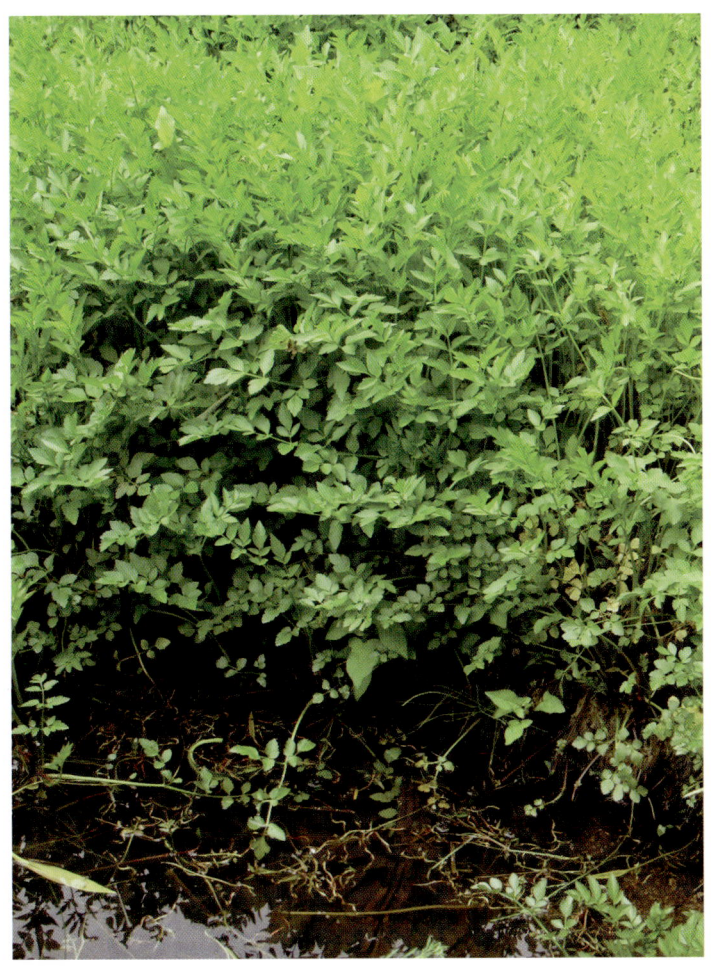

붉은가시딸기(장미과)

- **학명** : Rubus phoenicolasius Maxim.
- **한약명** : 원매(猿莓) · **다른 이름** : 자모현구자 · 수리딸나무 · 곰딸기 · 복분 · 결분 · 대맥모

▶ 채취

1. 열매.
2. 열매가 담홍색으로 익었을 채취하여 햇볕에 말려서 쓴다.

▶ 효소 만들기

늦은 봄에 열매가 담홍색으로 익었을 때 따서 항아리에 넣고 황설탕으로 만든 시럽이나 황설탕 80%를 넣고 밀봉하여 100일 동안 발효시킨 후 3개월~1년 이상 숙성시킨 후에 효소 1에 생수 5를 희석해서 먹는다.

▶ 식용

담홍색으로 성숙된 열매를 따서 생으로 먹는다.

▶ 이용 및 효능

1. 한방에서 원매라 부른다. 정력을 강화하는 데 다른 약재와 처방한다.
2. 정력 증강 · 원기 회복 · 기혈 순환 · 설사.

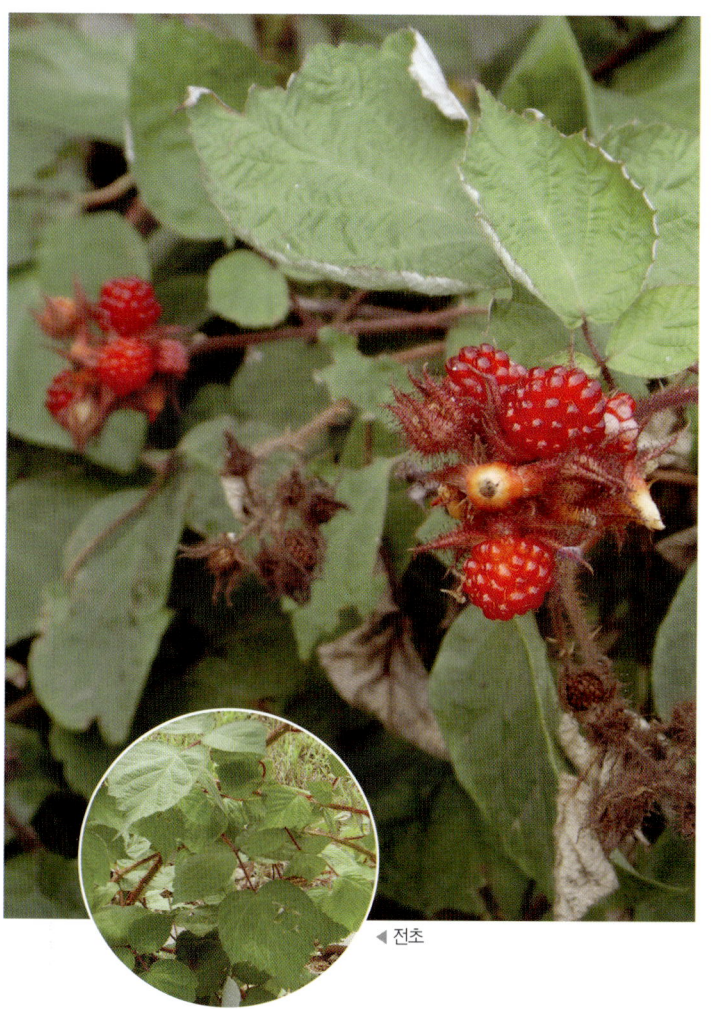
◀ 전초

엉겅퀴(국화과)

- **학명**: Cirsium Japonicum DC.var.ussuriense(kegel) Kitamura
- **한약명**: 대계(大荊) · **다른 이름**: 자계 · 호계 · 마계 · 야홍화 · 산우방 · 계각자

▶ 채취

1. 전초 · 뿌리.
2. 여름에 전초를 채취하여 그늘에, 가을에 뿌리를 캐어 햇볕에 말려 쓴다.

▶ 효소 만들기

봄에 전초나 가을에 뿌리를 채취하여 물로 씻고 물기를 뺀 다음 항아리에 넣고 황설탕으로 만든 시럽이나 황설탕 50%를 넣고 밀봉하여 발효시킨 후에 3개월~1년 이상 숙성시킨 후에 효소 1에 생수 5를 희석하여 먹는다.

▶ 식용

1. 봄에 어린잎을 뜯어 끓는 물에 살짝 데쳐서 떫은 맛을 충분히 우려 낸 뒤 잘게 썰어서 깨소금, 초고추장에 무쳐 먹는다. 어린순은 나물로 샐러드로 먹었다.
2. 줄기는 껍질을 벗겨 된장이나 고추장에 박아 두었다가 먹는다.

▶ 이용 및 효능

1. **한방**에서 식물 전체 및 뿌리를 쓰고 종기와 고혈압을 다스리는 데 다른 약재와 처방한다.
2. **민간**에서 옹종에 짓찧어 환부에 붙였다.

▶ 약리 작용 _ 혈압 강하 · 항균 작용 · 이뇨 작용 · 해독 작용 · 소염 작용.

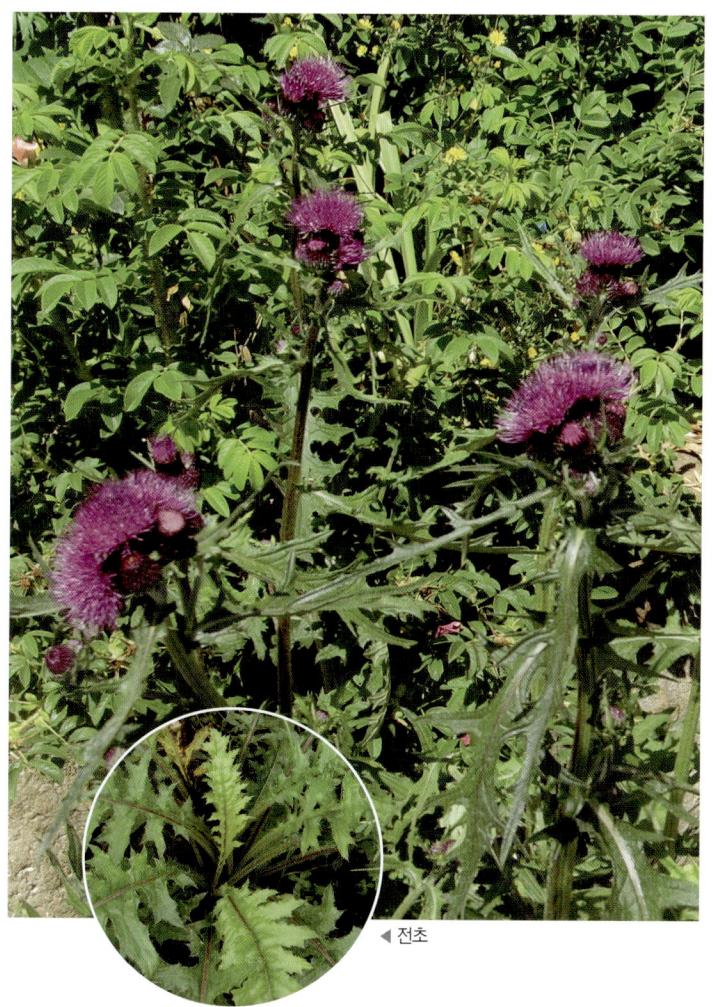
◀ 전초

차즈기 (꿀풀과)

- **학명**: Perilla frutescens(L.) Britton var. acuta Kudo
- **한약명**: 자소엽(紫蘇葉)
- **다른 이름**: 차조기 · 자소 · 적소 · 향소 · 홍자소 · 소엽 · 자소자 · 자소경

▶ 채취
1. 잎 · 종자 · 줄기.
2. 가을에 잎과 열매를 채취하여 그늘에 말려서 쓴다.

▶ 효소 만들기
봄에 잎을 채취하여 항아리에 넣고 황설탕으로 만든 시럽이나 황설탕 30%를 넣고 밀봉하여 100일 동안 발효시킨 후에 3개월~3년 동안 숙성시킨 후에 효소 1에 생수 5를 희석하여 먹는다.

▶ 식용 및 장아찌 만들기
1. 봄~여름에 부드러운 잎을 뜯어 쌈 · 비빔밥 · 튀김 · 부각으로 먹는다.
2. 봄에 잎을 뜯어 깻잎처럼 양념에 재어 1개월 후에 먹는다.

▶ 이용 및 효능
1. 한방에서 자소엽이라 부른다. 폐질환을 다스리는 데 다른 약재와 처방한다.
2. 민간에서 노화 방지를 위해 인동꽃 5g + 전초 10g을 달여서 먹었다.
3. 노화 방지, 잎(건위 · 오한 발열 · 해수 · 구토) · 종자(해수 · 호흡 곤란 · 변비 · 윤폐).

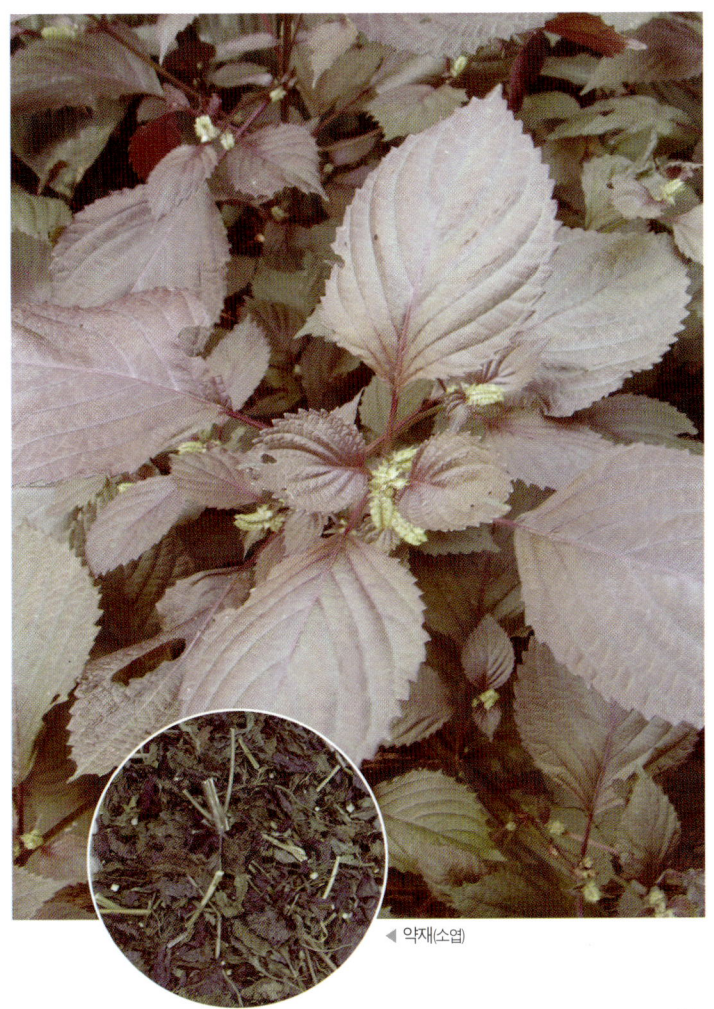
◀ 약재(소엽)

강활(미나리과)

- **학명** : Ostericur koreanum(Maxim.) Kitagawa
- **한약명** : 강활(羌活) · **다른 이름** : 강호리

▶ 채취

1. 전초(식용) · 뿌리(약용).
2. 봄에 전초를 채취하여 그늘에, 겨울에 뿌리를 캐어 햇볕에 말려 쓴다.

▶ 효소 만들기

봄에 전초를 채취하여 항아리에 넣고 황설탕으로 만든 시럽이나 황설탕 50%를 넣고 밀봉하여 100일 동안 발효를 시킨 후에 3개월~1년 이상 숙성시킨 후 효소1에 생수5를 희석해서 먹는다.

▶ 식용 및 방향제 만들기

1. 봄에 어린순을 채취하여 끓은 물에 살짝 데쳐서 나물무침으로 먹는다.
2. 잎을 말려서 방향제로 쓴다.

▶ 이용 및 효능

1. **한방**에서 뿌리를 강활이라 부른다. 강활은 신고하며 온하여 풍 · 한 · 습으로 인한 근육통과 관절통을 다스리는 데 다른 약재와 처방한다.
2. **민간**에서 혈액 순환이나 땀이 없는 증상에 쓴다.

▶ 약리 작용 _ 헤열 작용 · 항염 작용 · 진통 작용 · 항균 작용.

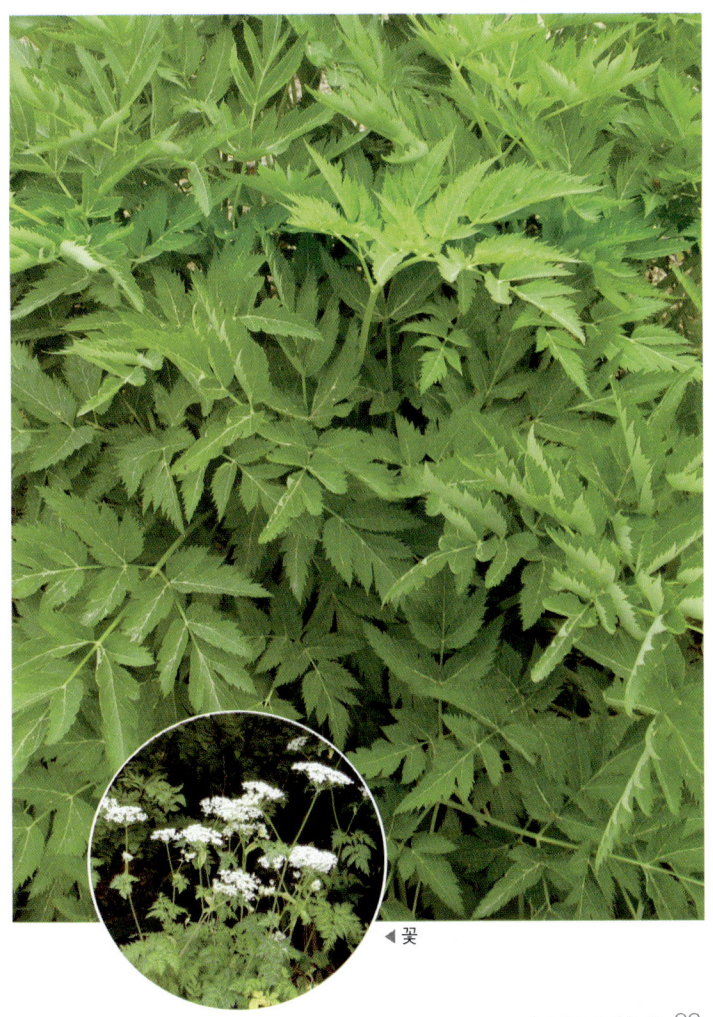
◀ 꽃

고삼(콩과)

- **학명**: Sophora flavescens Solander ex Aitom
- **한약명**: 고삼(苦蔘)
- **다른 이름**: 느삼 · 너삼 · 고골 · 수괴 · 지괴 · 야괴 · 천삼 · 고신 · 도둑놈의 지팡이

▶ 채취

1. 뿌리.
2. 가을~겨울에 뿌리를 수시로 캐어 껍질을 벗겨 햇빛에 말려서 쓴다.

▶ 효소 만들기

겨울에 고삼 뿌리를 캐어 떡국의 떡 크기로 썰어 황설탕에 버무려 항아리에 넣어 두면 삼투압 작용에 의해 고삼의 진액이 조금씩 빠져 나오면서 발효된 후에 3개월~1년 이상 숙성시킨 후 효소 1에 생수 5를 희석해서 먹는다.

▶ 고약(膏藥) 만들기

고삼의 뿌리를 캐어 햇빛에 말려서 고약을 만들어 트리코모나스 질염 · 습진 · 신경성 피부염에 바른다.

▶ 이용 및 효능

1. **한방**에서 뿌리를 고삼이라 부른다. 피부 질환을 다스리는 데 다른 약재와 처방한다.
2. **민간**에서 뿌리를 달인 즙으로 창독을 세척할 때 쓰고, 버짐과 가려움증에는 뿌리를 달인 물로 환부를 세척하였다.

▶ 약리작용 _ 위장과 위궤양에 건위 작용.

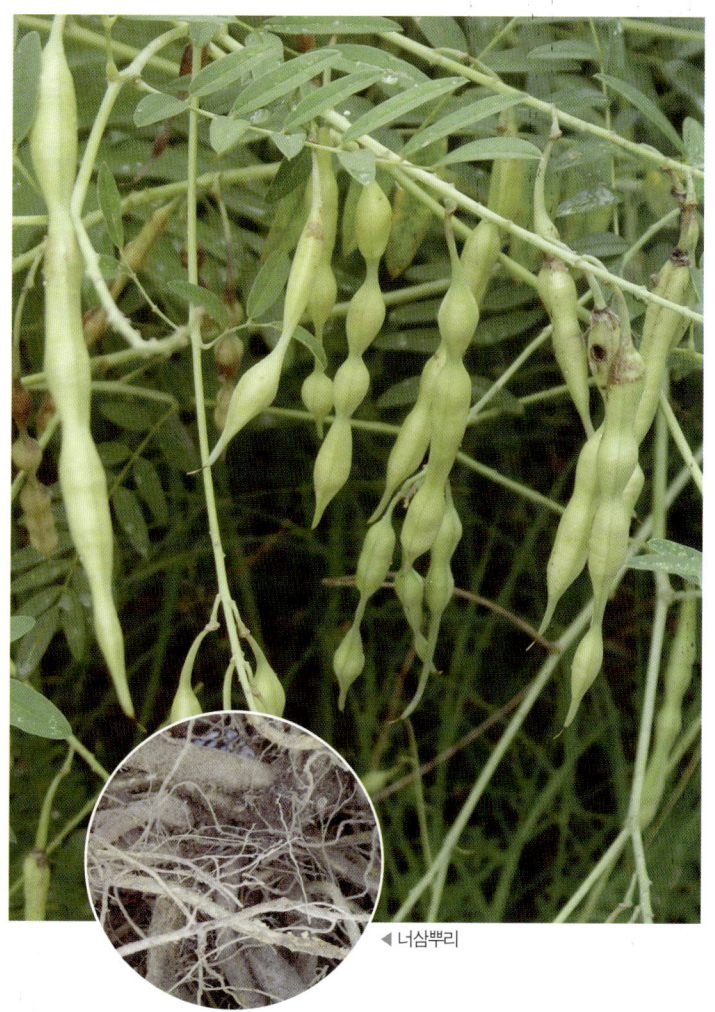

◀ 너삼뿌리

인동덩굴 (인동과)

- **학명** : Lonicera japonica Thunb
- **한약명** : 금은화(金銀花)   · **다른 이름** : 인동 · 은화 · 금화 · 이화 · 은화자 · 인동 등

▶ 채취

1. 꽃봉오리 · 꽃 · 잎 · 경엽 · 줄기 · 과실 · 뿌리.
2. 줄기는 수시로, 꽃은 6월에 채취하여 그늘에서 말려서 쓴다.

▶ 효소 만들기

봄~여름까지 금은화 전체를 채취하여 물에 씻고 물기를 뺀 다음 항아리에 넣고 황설탕으로 만든 시럽이나 황설탕 80%를 넣고 밀봉하여 100일 후 동안 발효시킨 후에 3개월~1년 동안 숙성시킨 후 효소 1에 생수 5를 희석해서 먹는다.

▶ 이용 및 효능

1. **한방**에서 금은화라 부른다. 피부 질환을 다스리는 데 다른 약재와 처방한다.
2. **민간**에서 인동덩굴 달인 물로 머리를 감고 탈모의 예방에 사용했다.

▶ 약리 작용 _ 진경 작용 · 항균 작용 · 항염 작용 · 흥분 작용.

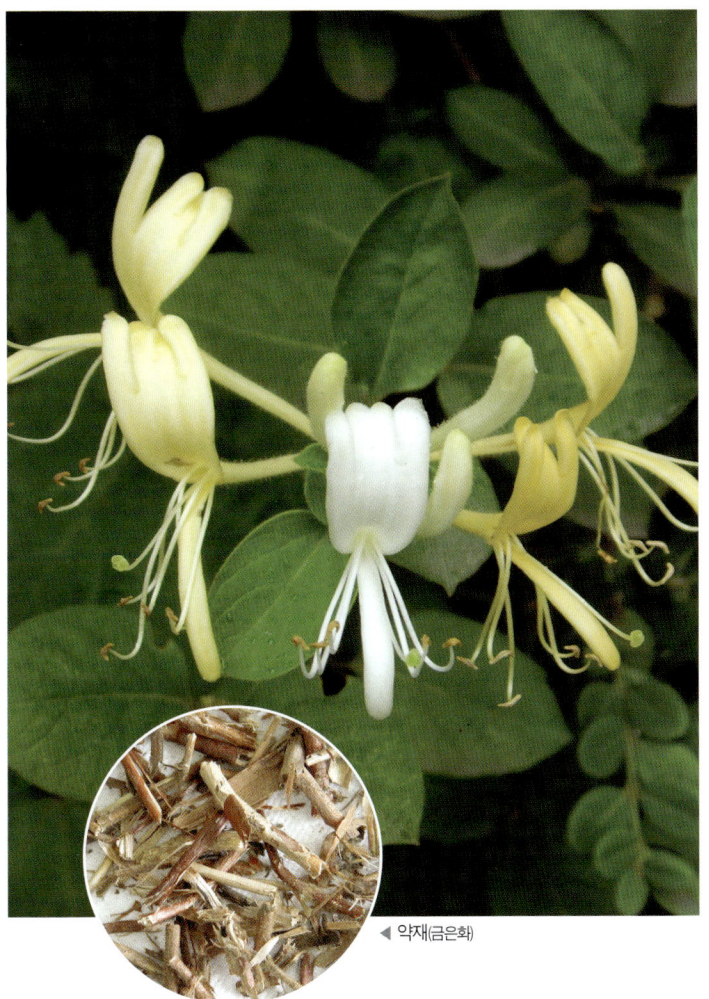

◀ 약재(금은화)

구릿대 (미나리과)

- **학명** : Angelica dahurica (Fisch.) Benth. et Hooker f.
- **한약명** : 백지(白芷)   · **다른 이름** : 백지

▶ 채취
1. 뿌리.
2. 가을에 뿌리를 캐어 햇볕에 말려서 쓴다.

▶ 효소 만들기
봄에 전초를 채취하여 항아리에 넣고 황설탕으로 만든 시럽이나 황설탕 30%를 넣고 밀봉하여 100일 동안 발효시킨 후에 3개월~1년 동안 숙성시킨 후 효소 1에 생수 5를 희석하여 먹는다.

▶ 식용
봄~초여름에 부드러운 잎을 뜯어 끓은 물에 살짝 데쳐서 초고추장에 찍어 먹거나 나물 무침으로 먹는다.

▶ 이용 및 효능
1. **한방**에서 뿌리를 백지라 부른다. 통증을 다스리는 데 다른 약재와 처방한다.
2. **민간**에서 잎을 달인 물로 피부병이나 두드러기 등을 치료하는 데 썼다.

▶ 약리 작용 _ 향신균 작용 · 지방 분해 촉진 작용.

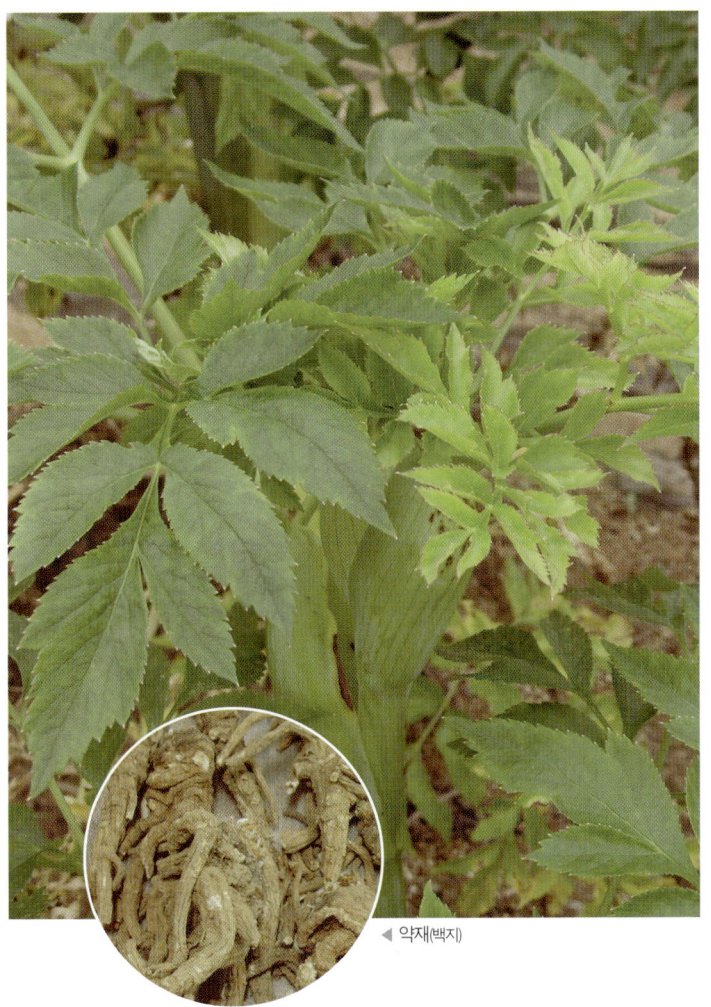

◀ 약재(백지)

냉초(현삼과)

- **학명** : Veronicastrum sibiricum(L.) Pennell
- **한약명** : 산편초(山鞭草)   **다른 이름** : 참룡검 · 낭비파화 · 초본위령선

▶ 채취

1. 전초.
2. 여름에 전초를 채취하여 그늘에서 말려서 쓴다.

▶ 효소 만들기

여름에 전초를 채취하여 항아리에 넣고 황설탕으로 만든 시럽이나 황설탕 50%를 넣고 밀봉하여 100일 동안 발효시킨 후에 3개월~1년 동안 숙성시킨 후에 효소 1에 생수 5를 희석하여 먹는다.

▶ 식용

여름에 어린 잎을 채취하여 끓은 물에 살짝 데쳐서 나물 무침으로 먹는다.

▶ 이용 및 효능

1. **한방**에서 산편초라 부른다. 감기를 다스리는 데 다른 약재와 처방한다.
2. 감기 · 해열 · 소염 · 이뇨 · 지혈 · 진통 · 해독 · 근육통 · 방광염.

▶ 약리 작용 _ 진통 작용 · 해열 작용. 항균 작용.

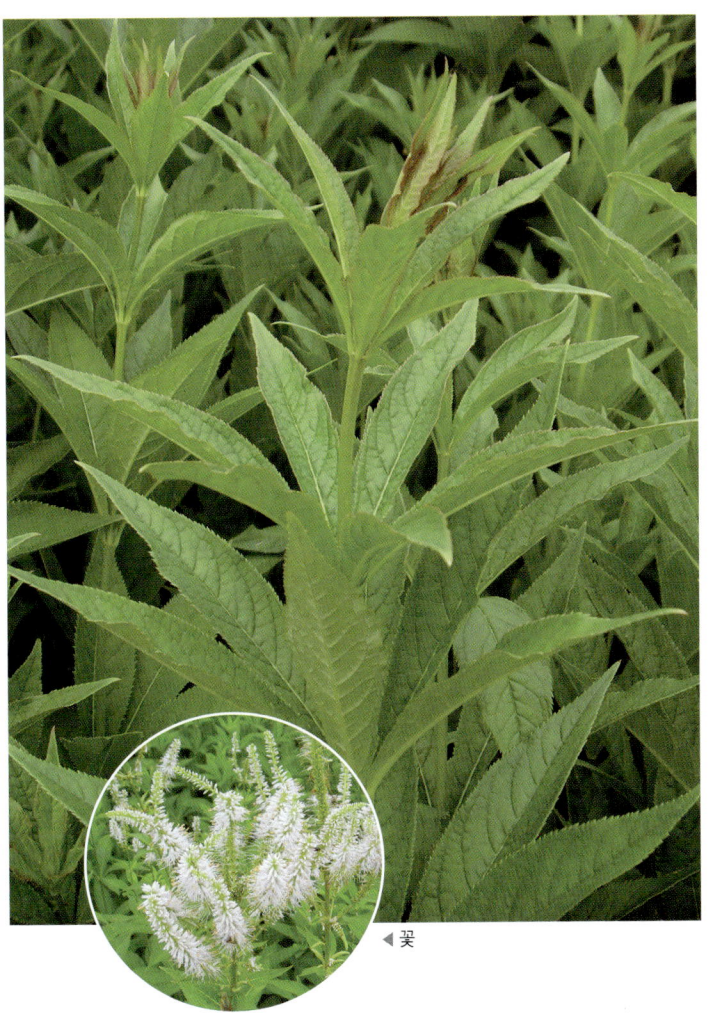

◀ 꽃

달맞이꽃 (바늘꽃과)

- **학명**: Oenothera odorata Jacg.
- **한약명**: 월하향(月下香)   • **다른 이름**: 월견초 · 대소초 · 야래향 · 월견자

▶ 채취

1. 꽃 · 전초 · 줄기 · 뿌리 · 종자(씨앗).
2. 여름에 꽃 · 전초 · 줄기를 채취하여 그늘에, 가을에 뿌리를 수시로 캐어 햇볕에 말려서 쓴다.

▶ 효소 만들기

가을에 뿌리를 캐어 물에 씻고 잘게 썰어 말려서 항아리에 넣고 황설탕으로 만든 시럽이나 황설탕 50%를 넣고 밀봉하여 100일 동안 발효시킨 후에 3개월~1년 동안 숙성시킨 후 효소 1에 생수 5를 희석해서 먹는다.

▶ 식용 및 기름 만들기

1. 잎은 몹시 쓰기 때문에 생으로 먹을 수 없고, 봄에 부드러운 순과 곁가지에 생긴 순을 뜯어 끓는 물에 살짝 데쳐서 나물 무침으로 먹는다.
2. 가을에 꼬투리가 터지기 전에 줄기째 햇볕에 말려 털어 기름을 짠다.

▶ 이용 및 효능

1. **한방**에서 종자를 기름을 짠 것을 월견초유(月見草油)라 부른다. 당뇨병이나 당뇨 고혈압을 다스리는 데 다른 약재와 처방한다.
2. **민간**에서 종자로 기름을 짜서 당뇨병과 고혈압에 쓴다.

   ▶ **약리 작용** _ 소염 작용.

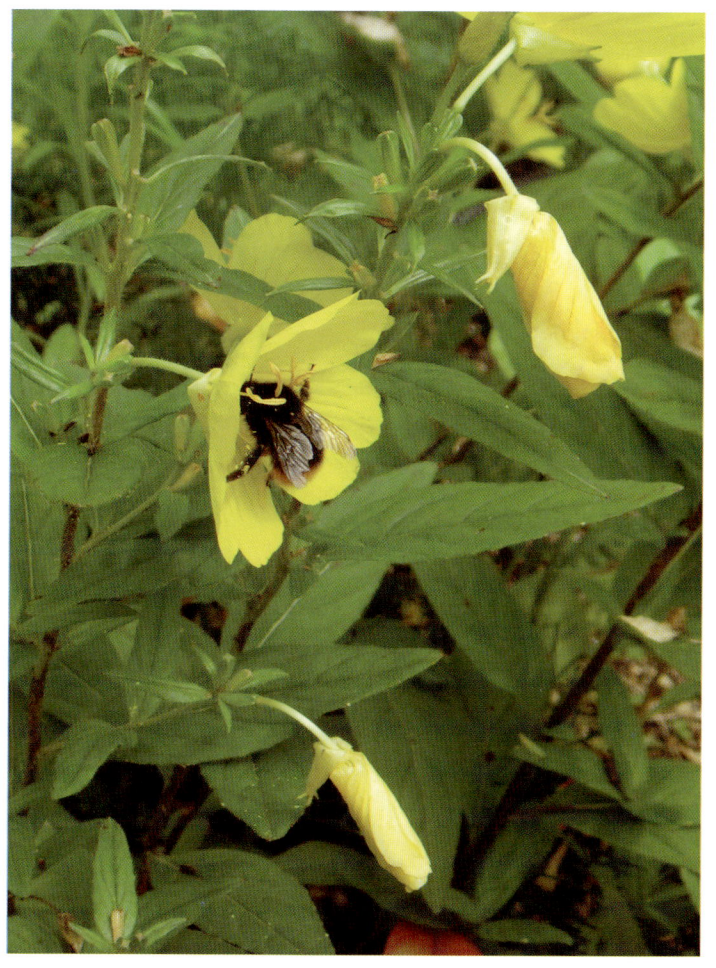

닭의장풀 (닭의장풀과)

- **학명**: Commelina communis L.
- **한약명**: 압척초(鴨跖草)
- **다른 이름**: 벽죽자 · 벽죽초 · 죽절초 · 죽엽채 · 염죽엽 · 압각초 · 형화충초 · 벽선호 · 닭의씨까비 · 달개비 · 취호정

▶ 채취

1. 전초.
2. 전초를 채취하여 그늘에 말려서 쓴다.

▶ 효소 만들기

봄에 전초를 채취하여 항아리에 넣고 황설탕으로 만든 시럽이나 황설탕 30%를 넣고 밀봉하여 100일 동안 발효시킨 후에 3개월~1년 이상 숙성시킨 효소 1에 생수 5를 희석해서 먹는다.

▶ 식용

늦봄~여름에 부드러운 순을 뜯어 끓은 물에 살짝 데쳐서 나물 무침으로 먹는다.

▶ 이용 및 효능

1. 한방에서 압척초라 부른다. 당뇨를 다스리는 데 다른 약재와 처방한다.
2. 당뇨병 · 볼거리 · 소변 불리 · 수종 · 간염 · 황달 · 요혈 · 인후염 · 옹저 · 창종 · 종기.

▶ 약리작용 _ 혈당 강하 · 이담 작용.

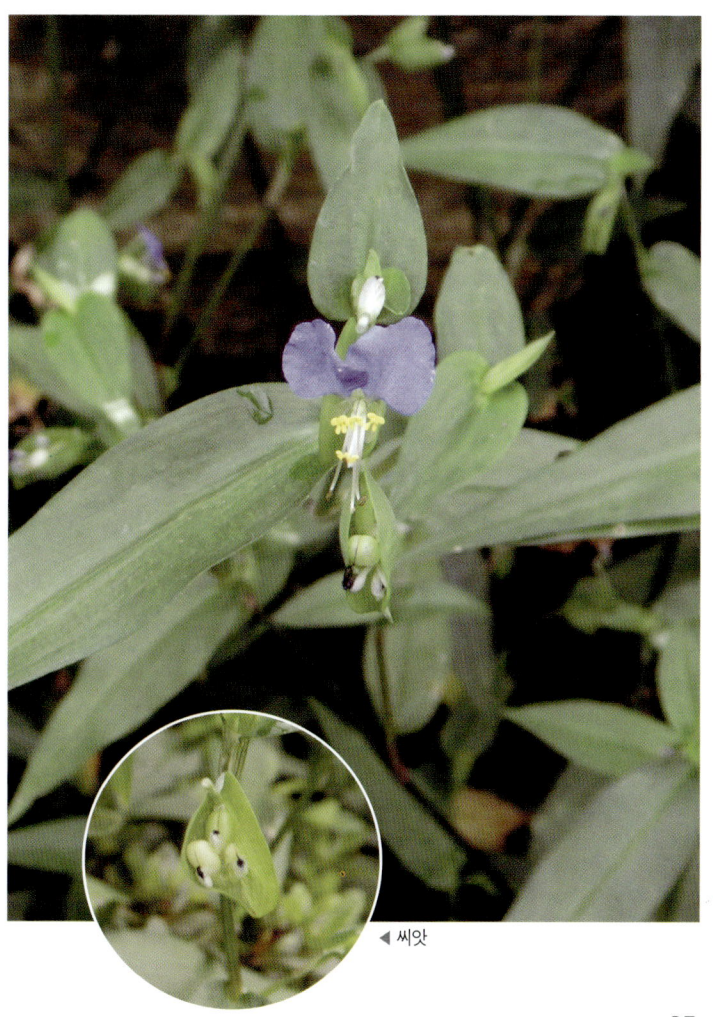

◀ 씨앗

둥굴레 (백합과)

- **학명** : Polygonatum odoratum(Mill.) Druse var · pluriflorum(Miq.) Ohwi
- **한약명** : 옥죽(玉竹)   **다른이름** : 여위 · 황지 · 지절 · 옥술 · 위유

▶ 채취

1. 꽃 · 잎 · 줄기 · 뿌리.
2. 봄과 가을에 뿌리줄기는 채취하여 잔뿌리를 제거하고 황색으로 될 때까지 햇볕에 말려서 쓴다.

▶ 효소 만들기

봄에 둥굴레 전초를 채취하거나 가을부터 이듬해 봄까지 뿌리를 캐서 잔뿌리는 제거한 후에 항아리에 넣고 황설탕으로 만든 시럽이나 황설탕 50%를 넣고 밀봉하여 100일 동안 발효시킨 후에 3개월~1년 동안 숙성시킨 후 효소 1에 생수 5를 희석해서 먹는다.

▶ 식용

봄에 어린순을 뜯어 끓은 물에 살짝 데쳐 나물로 무쳐 먹거나 튀김 · 부침 · 샐러드로 먹는다.

▶ 이용 및 효능

1. 한방에서 뿌리 줄기를 옥죽(玉竹)이라 부른다. 고혈압과 당뇨병을 다스리는 데 다른 약재와 처방한다.
2. 민간에서 둥굴레 뿌리에 식초를 짓찧어 허리 통증에 붙였다.

▶ 약리 작용 _ 혈압 강하 · 혈당 강하.

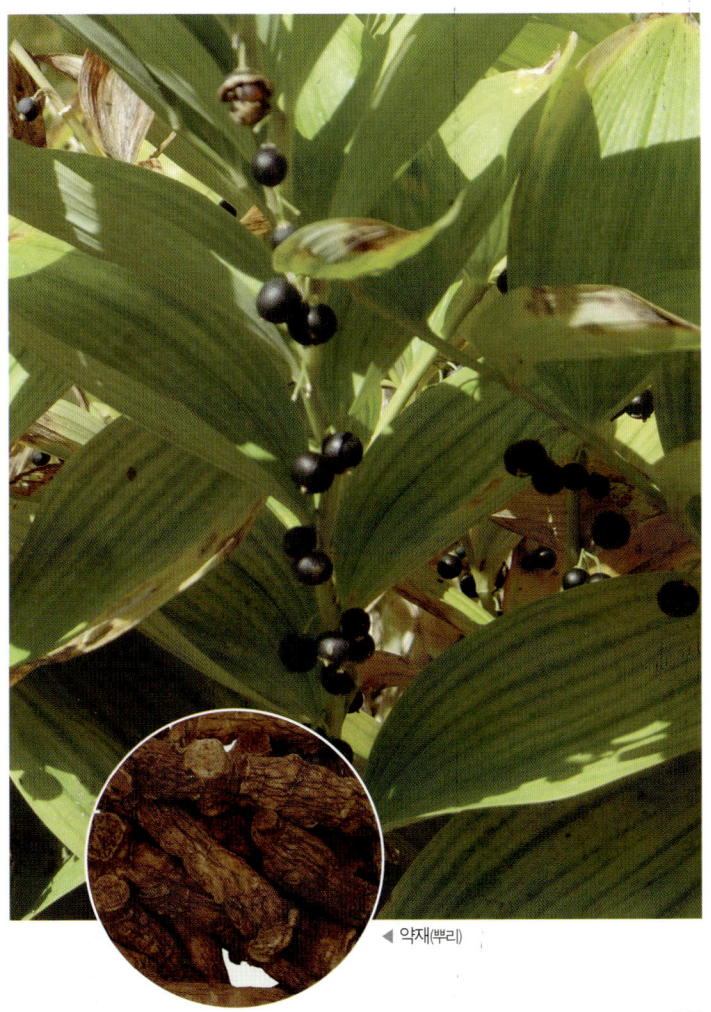
◀ 약재(뿌리)

비수리 (콩과)

- **학명** : Lespedeza cuneata(Dumont d.Cours.)G. Don
- **한약명** : 야관문(夜關門)   · **다른 이름** : 맞추 · 백마편 · 철소파(鐵掃把) · 삼엽초

▶ 채취

1. 전초, 뿌리.
2. 전초를 꽃이 피기 전에 채취하여 그늘에, 겨울에 뿌리를 캐어 햇볕에 말려서 쓴다.

▶ 효소 만들기

봄~가을에 꽃이 피기 전에 야관문 전초를 채취하여 항아리에 넣고 황설탕으로 만든 시럽이나 황설탕 50%를 재어 100일 동안 발효를 시킨 후에 3개월~1년 동안 숙성시킨 후에 효소1에 생수5를 희석하여 먹는다.

▶ 이용 및 효능

1. **한방**에서 뿌리가 달린 전초를 야관문이라 부른다. 신장과 폐를 다스리는 데 다른 약재와 처방한다.
2. **민간**에서 비수리를 짓찧어 벌에 쏘였을 때나 동물에 물렸을 때 환부에 붙였다.
3. 유정 · 유뇨 · 백대하 · 해수 · 천식 · 유방염 · 종기 · 시력.

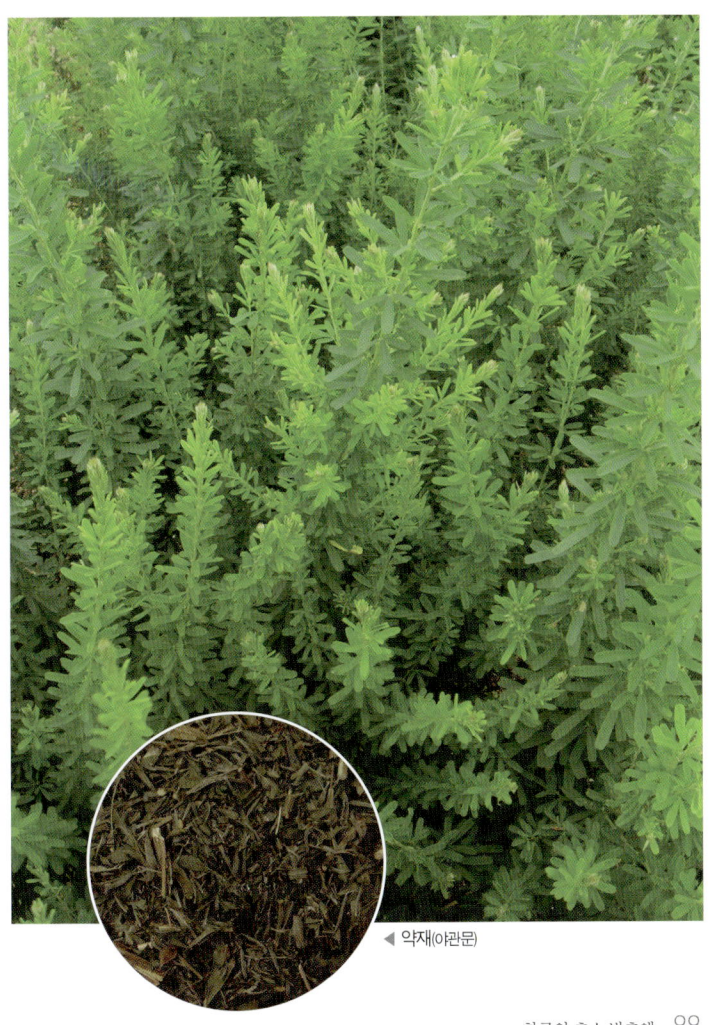
◀ 약재(야관문)

토사자(메꽃과)

- **학명** : Cuscuta japonica Choisy
- **한약명** : 토사자(兎絲子)   · **다른 이름** : 토사자 · 실새삼

▶ 채취
1. 종자.
2. 가을에 종자를 채취하여 햇볕에 말려서 쓴다.

▶ 효소 만들기
여름~가을에 토사자를 채취하여 항아리에 넣고 황설탕으로 만든 시럽이나 황설탕 80%를 넣고 100일 동안 발효를 시킨 후에 3개월~1년 동안 숙성시킨 후에 효소 1에 생수 5를 희석하여 먹는다.

▶ 식용 및 토사병 만들기
1. 토사자 종자를 냄비에 넣고 삶아 죽이 되면 으깨어 떡을 만들어 먹는다.
2. 토사자+막걸리+밀가루를 배합해서 만들어 말려 토사병을 만든다.

▶ 이용 및 효능
1. **한방**에서 씨앗을 토사자라 부른다. 신허로 인한 증상을 다스리는 데 다른 약재와 처방한다.
2. 정력 감퇴 · 요슬 산통 · 고혈압 · 유정 · 음위 · 당뇨병 · 요실금 · 조루 · 시력.

▶ 약리 작용 _ 혈압 강하.

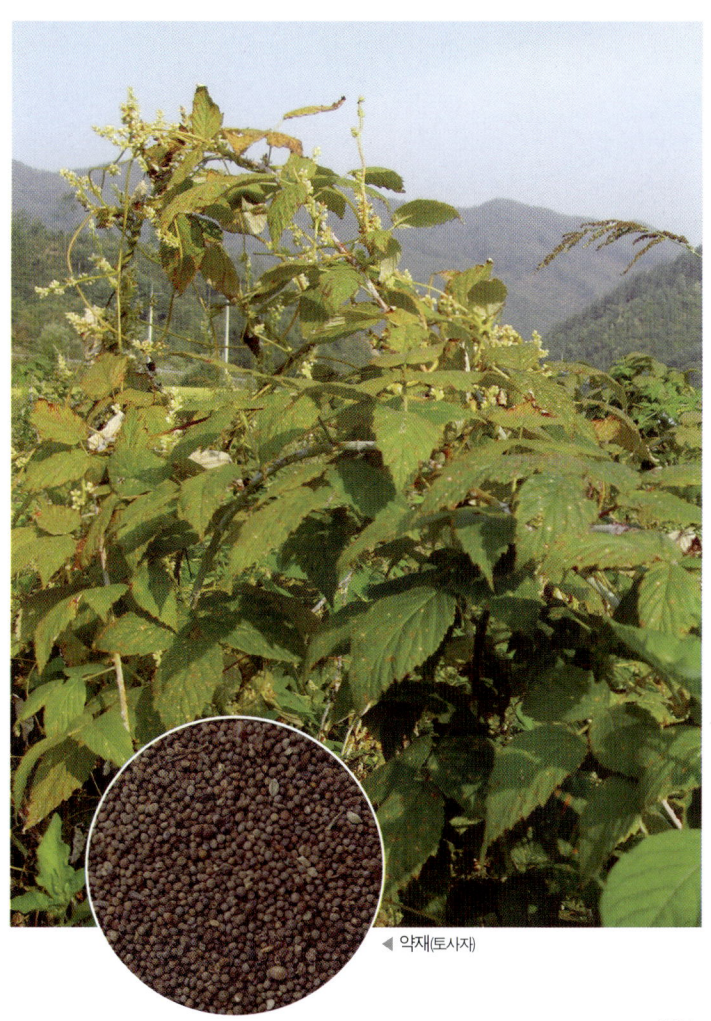

◀ 약재(토사자)

이질풀 (쥐손이풀과)

- **학명**: Geranium thunbergii Sieb. et Zucc.
- **한약명**: 현초(玄草) · **다른 이름**: 오엽초 · 오엽련 · 즙우아 · 태양화 · 노학초 · 노관초

▶ 채취
1. 전초.
2. 가을에 전초를 채취하여 그늘에 말려서 쓴다.

▶ 효소 만들기
봄에 전초와 줄기를 채취하여 항아리에 넣고 황설탕으로 만든 시럽이나 황설탕 25%를 넣고 밀봉하여 100일 동안 발효시킨 후에 3개월~1년 이상 숙성시킨 후 효소 1에 생수 5를 희석해서 먹는다.

▶ 식용
여름에 어린잎을 채취하여 끓은 물에 살짝 데쳐서 나물로 무쳐 먹는다.

▶ 이용 및 효능
1. **한방**에서 전초를 현초, 지상부의 열매를 노관초라 부른다. 만성 설사 복통과 장염을 다스리는 데 다른 약재와 처방한다.
2. **민간**에서 피부 가려움과 악창에 짓찧어 환부에 붙였다.
3. 위장 복통 · 생리통 · 산후통 · 위궤양 · 장염 · 식중독 · 변비.

▶ 약리 작용 _ 항균 작용 · 수렴 작용 · 살균 작용.

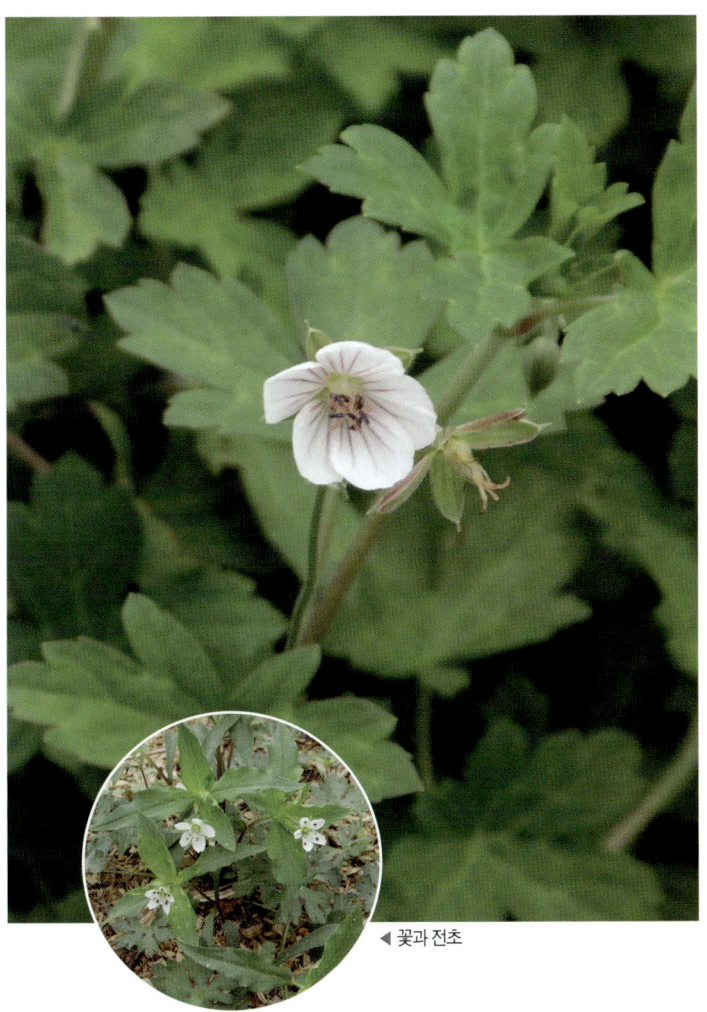

◀ 꽃과 전초

일당귀 (미나리과)

- **학명** : Ligusticum acutilobum Sieb. et Zucc.
- **한약명** : 일당귀(日當歸)   **다른이름** : 왜당귀 · 화당귀 · 동당귀

▶ 채취
1. 뿌리.
2. 가을에 뿌리를 캐어 햇볕에 말려서 쓴다.

▶ 효소 만들기
여름에 전초를 채취하여 항아리에 넣고 황설탕으로 만든 시럽이나 황설탕 50%를 넣고 밀봉하여 100일 동안 발효시킨 후 3개월~1년 이상 숙성시킨 후에 효소 1에 생수 5를 희석해서 먹는다.

▶ 식용
여름에 어린순을 뜯어 끓는 물에 살짝 데쳐서 나물 무침으로 먹는다.

▶ 이용 및 효능
1. **한방**에서 뿌리를 일당귀라 부른다. 생리통을 다스리는 데 다른 약재와 처방한다.
2. 신체 허약 · 빈혈 · 월경 불순 · 월경통 · 전신 동통

▶ 약리 작용 _ 항균 작용 · 진경 작용 · 진통 작용 · 자궁 수축 작용.

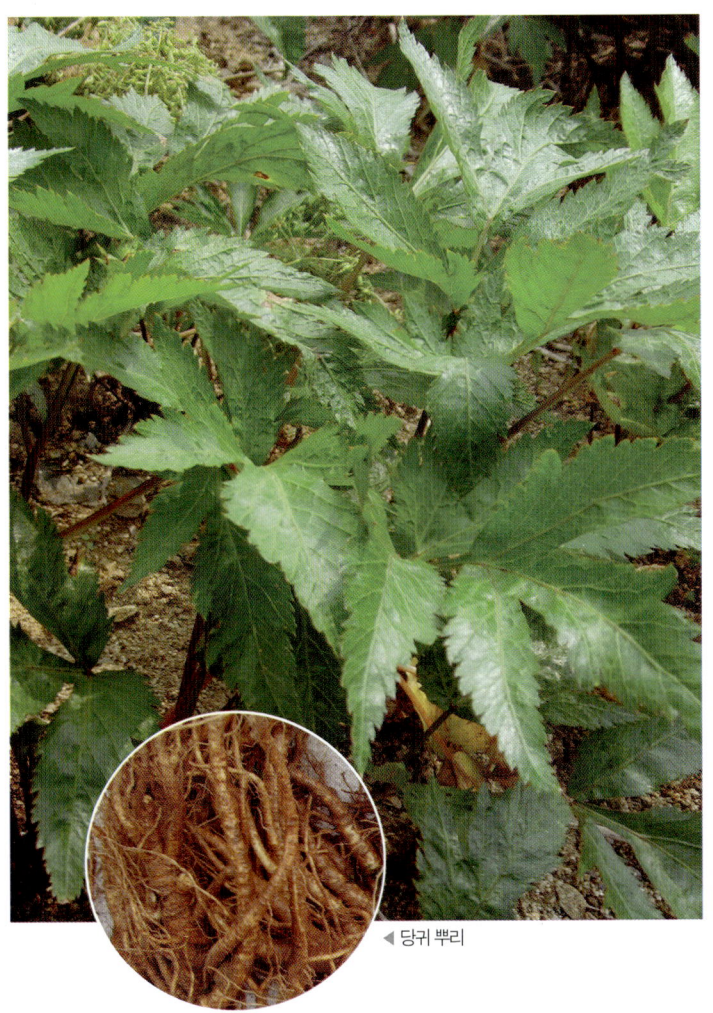

◀ 당귀 뿌리

진황정(백합과)

- **학명** : Polygonatum falcatum A. Gray
- **한약명** : 황정(黃精)　· **다른 이름** : 황지·중루·비격·마전·수죽·자급

▶ 채취
1. 뿌리.
2. 전초와 뿌리 전체를 채취하여 햇볕에서 말려서 쓴다.

▶ 효소 만들기
봄에 전초를 따서 항아리에 넣고 황설탕으로 만든 시럽이나 황설탕 50%를 넣고 밀봉하여 100일 동안 발효시킨 후 3개월~1년 동안 숙성시킨 후에 효소 1에 생수 5를 희석해서 먹는다.

▶ 식용
봄에 어린잎을 끓은 물에 살짝 데쳐서 나물 무침으로 먹는다.

▶ 이용 및 효능
1. **한방**에서 뿌리줄기를 옥죽이라 부른다. 기혈이 정체된 혈액 순환과 신진 대사를 활성화 시킬 때 다른 약재와 처방한다.
2. **민간**에서 잎과 줄기를 짓찧어 기미·죽은·검버섯에 팩을 한다.
3. 신체 허약·빈혈·월경 불순·월경통.

▶ 약리 작용 _ 혈압 강하·심상 박동 억제.

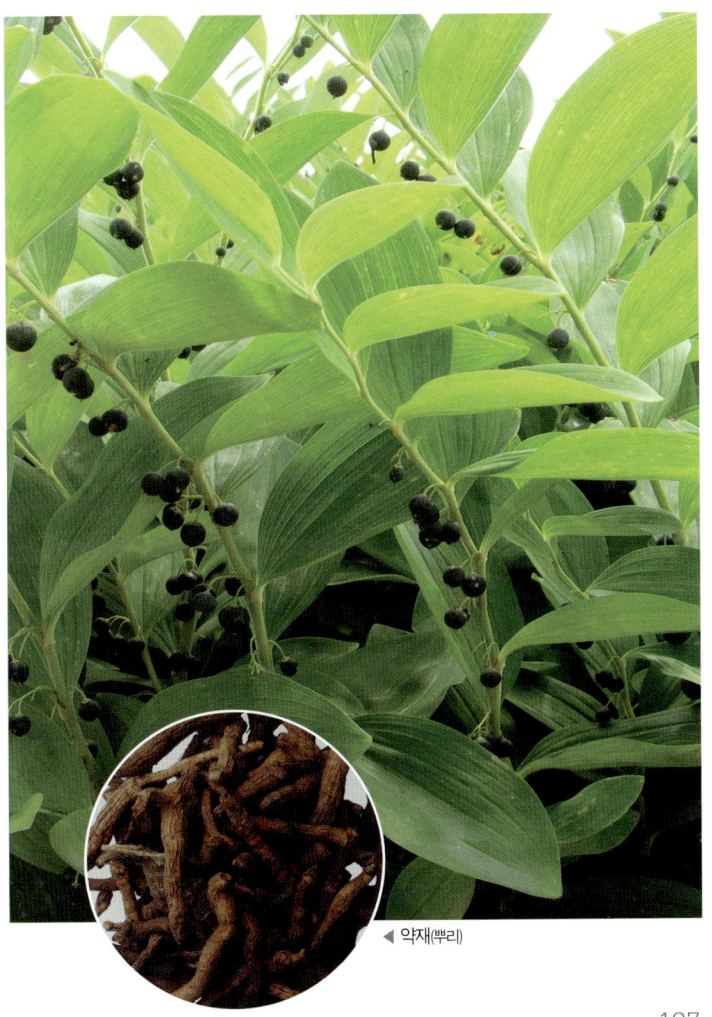

◀ 약재(뿌리)

용담(용담과)

- **학명** : Gentiana scabra Bunge   · **한약명** : 용담(龍膽)
- **다른 이름** : 담초 · 고담 · 초용담 · 자담초 · 선용담 · 만병초 · 초용담 · 천용담 · 과남풀

▶ 채취

1. 꽃 · 잎 · 줄기 · 뿌리(근경).
2. 꽃봉오리가 맺혔을 때 따고, 줄기는 봄부터 가을까지 채취하여 그늘에, 가을에 뿌리를 캐어 햇볕에 말려서 쓴다.

▶ 효소 만들기

가을에 뿌리를 캐어 물로 씻고 항아리에 넣고 황설탕으로 만든 시럽이나 황설탕 50%를 넣고 밀봉하여 100일 동안 발효시킨 후에 3개월~1년 동안 숙성 시킨 후 효소1에 생수 5를 희석해서 먹는다.

▶ 식용

어린잎은 끓은 물에 살짝 데쳐서 나물로 무쳐 먹는다.

▶ 이용 및 효능

1. **한방**에서 용담이라 부른다. 간 질환을 다스리는 데 다른 약재와 처방한다.
2. 항암 · 간염 · 건위 · 해열 · 이담 · 소염 · 간염 · 황달 · 강장 · 위장 질환 · 요통.

▶ **약리 작용** _ 항암 작용 · 위액 분비 촉진 작용 · 항염 작용 · 혈압 강하 · 진통 작용.

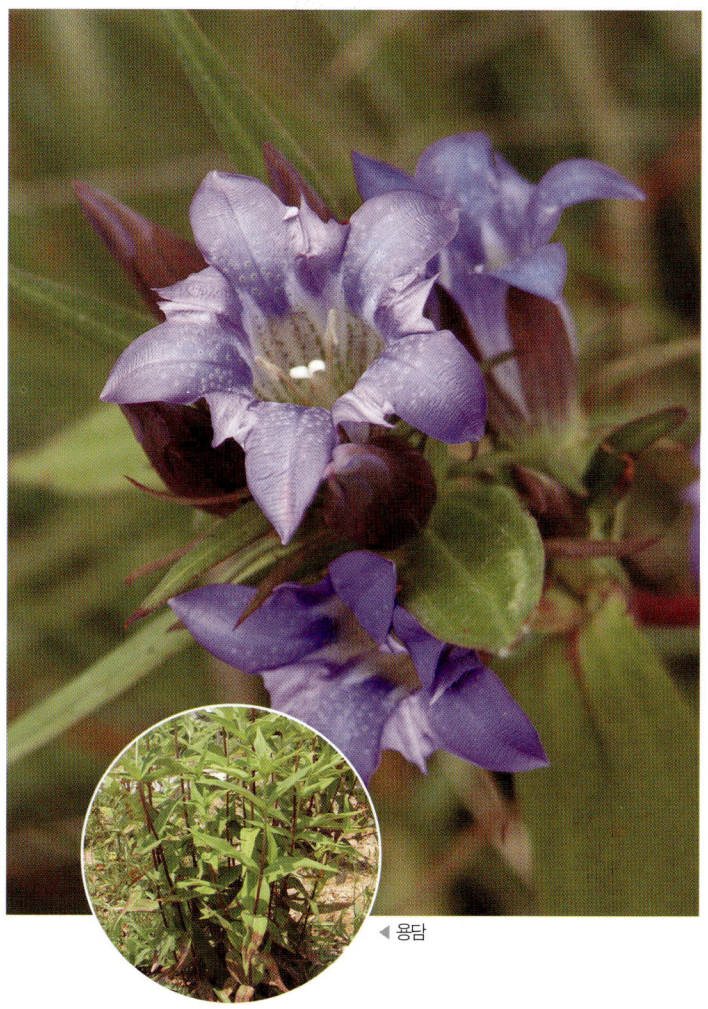
◀ 용담

우산나물 (국화과)

- **학명** : Syneilesis palmata (Thunberg) Maxim.
- **한약명** : 토아산(兎兒傘)　　**다른 이름** : 삿갓나물 · 남대선 · 산파초 · 파양산 · 양산채 · 칠리마

▶ 채취

1. 전초 · 뿌리 · 어린순(식용).
2. 봄에 전초를 채취하여 그늘에, 가을에 뿌리를 캐어 햇볕에 말려 쓴다.

▶ 효소 만들기

봄에 전초를 채취하여 항아리에 넣고 황설탕으로 만든 시럽이나 황설탕 30%를 넣고 밀봉하여 100일 동안 발효시킨 후 3개월~1년 이상 숙성시킨 후에 효소 1에 생수 5를 희석해서 먹는다.

▶ 식용

봄에 어린순을 잎자루째 채취하여 끓은 물에 살짝 데쳐서 나물로 무쳐 먹는다. 전초를 뜯어 그늘에 말려서 묵나물로 먹는다.

▶ 이용 및 효능

1. 한방에서 토아산이라 부른다. 관절염을 다스리는 데 다른 약재와 처방한다.
2. 관절 동통 · 관절염 · 마목 · 옹저 · 창독 · 타박상 · 지통.

▶ 약리 작용 _ 항암 작용.

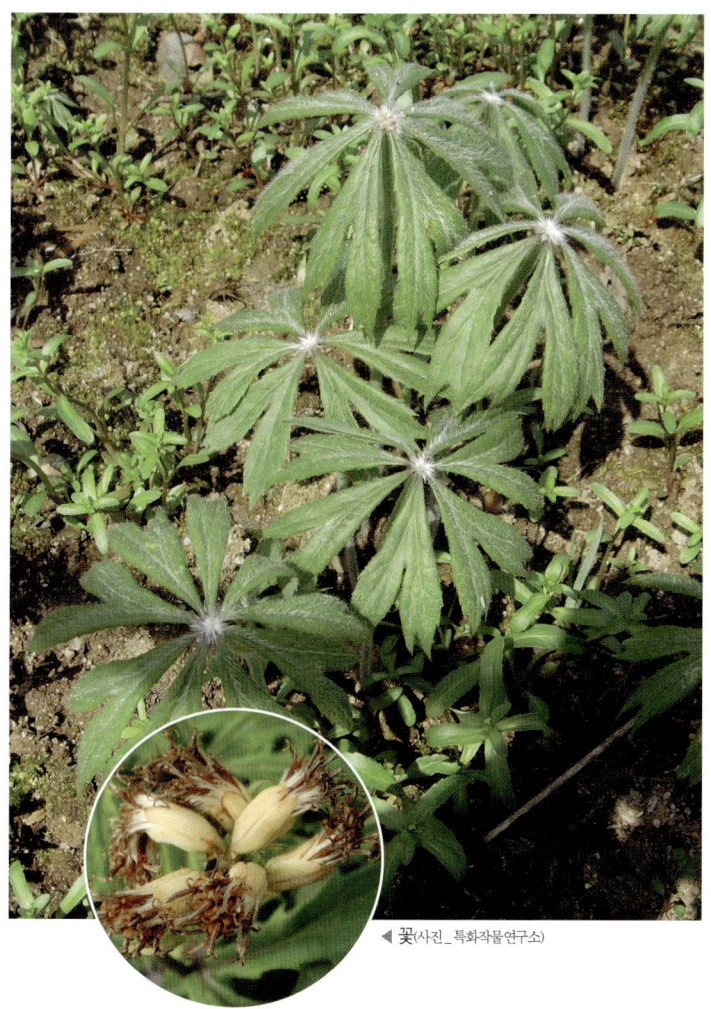

◀ 꽃 (사진_특화작물연구소)

익모초(꿀풀과)

- **학명** : Leonurus Japonicus Houtt.
- **한약명** : 익모초(益母草) · 충위자(茺蔚子)
- **다른 이름** : 세엽익모초 · 곤초 · 야고초

▶ 채취

1. 전초, 종자.
2. 가을에 전초를 채취하여 그늘에 말려서 쓴다.

▶ 효소 만들기

봄에 전초를 채취하여 항아리에 넣고 황설탕으로 만든 시럽이나 황설탕 30%를 넣고 밀봉하여 100일 동안 발효시킨 후에 3개월~1년 이상 숙성시킨 후에 효소 1에 생수 5를 희석해서 먹는다.

▶ 이용 및 효능

1. **한방**에서 전초를 익모초로 부른다. 냉증을 다스리는 데 다른 약재와 처방한다.
2. **민간**에서 식욕 부진으로 입맛이 없을 때 줄기를 채취하여 생즙을 내어 먹었다.
3. 혈액 순환 · 냉증 · 생리통 · 어혈 · 부종 · 보정 · 사독 · 대하증.

▶ 금기 _ 간혈이 부족한 사람 · 임산부.

▶ 약리 작용 _ 혈압 강하.

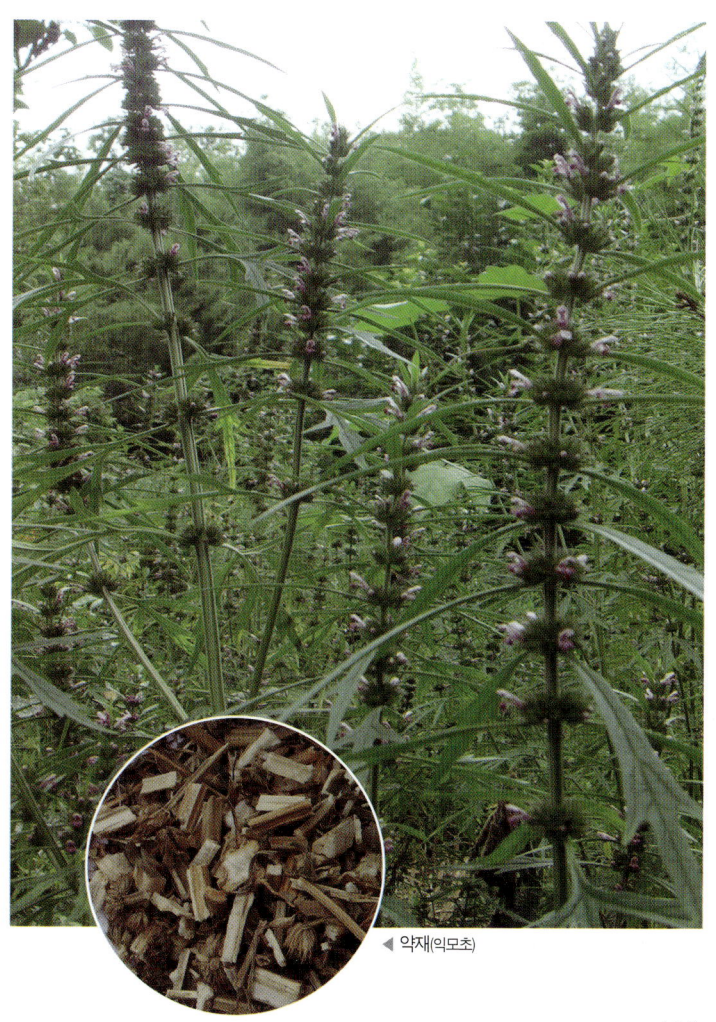

◀ 약재(익모초)

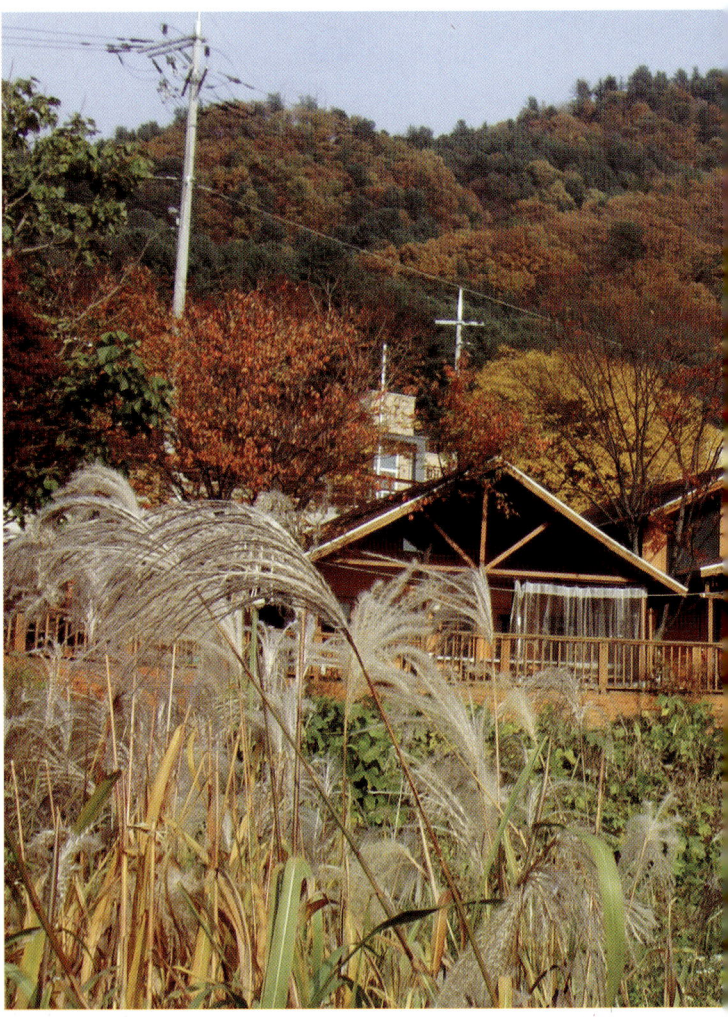

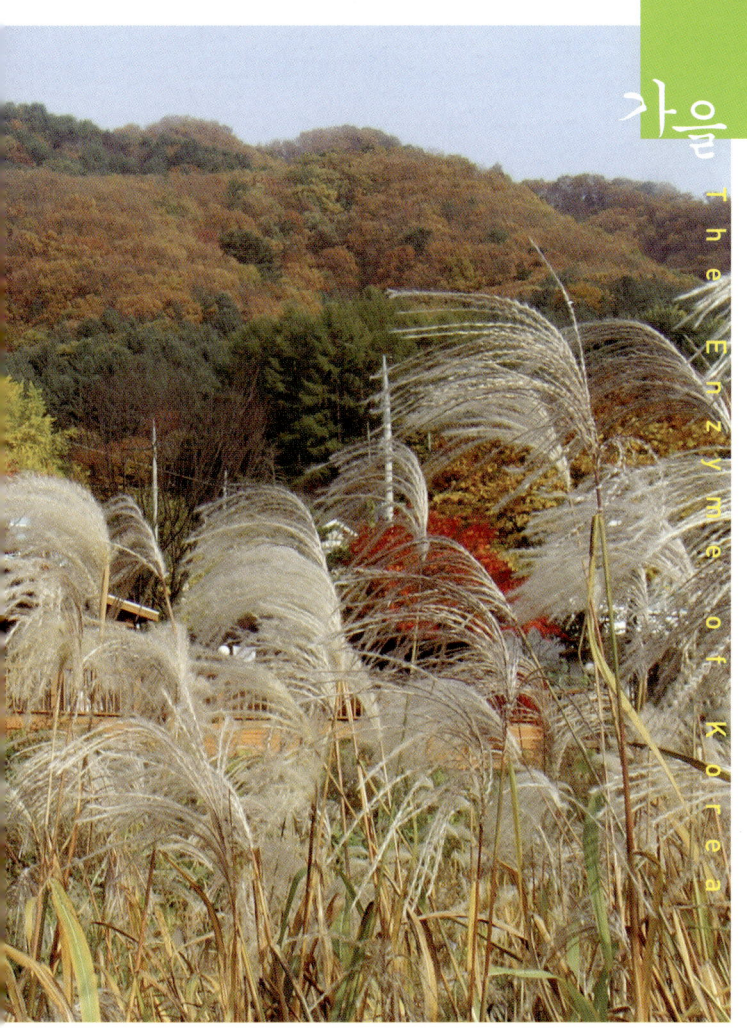

가을 The Enzyme of korea

가시오갈피 (두릅나무과)

- **학명**: Acanthopanax senticosus(Rupr.et Maxim.) Harms
- **한약명**: 오가피(五加皮)·자오가근(刺五加根)   **다른 이름**: 자오가·가시오가피

▶ 채취
1. 꽃·잎·줄기·열매·뿌리.
2. 봄에 전초, 가을에 열매, 줄기는 수시, 뿌리를 캐어 물로 씻고 햇볕에 말려서 쓴다.

▶ 효소 만들기
봄에 전초를 채취하고, 가을에 검게 익은 열매를 따서 항아리에 넣고 황설탕으로 만든 시럽이나 황설탕 50~70%를 재어 100일 동안 발효시킨 후에 3개월~3년 동안 숙성시킨 후 효소 1에 생수 5를 희석해서 먹는다.

▶ 식용 및 장아찌 만들기
1. 봄에 부드러운 잎을 따서 끓은 물에 살짝 데쳐 나물로 무쳐 먹는다.
2. 봄에 전초를 따서 깻잎처럼 양념에 재어 1개월 후에 먹는다.

▶ 이용 및 효능
한방에서 오가피라 부른다. 오로(심로·간로·비로·폐로·신로)와 칠상(일곱 종류의 과로로 인한 병)을 다스리는 데 다른 약재와 처방한다.

▶ **약리 작용** _ 항암 작용·혈당 강하·성장 촉진·요통·하지무력·골다공증·신장 사구체 개선.

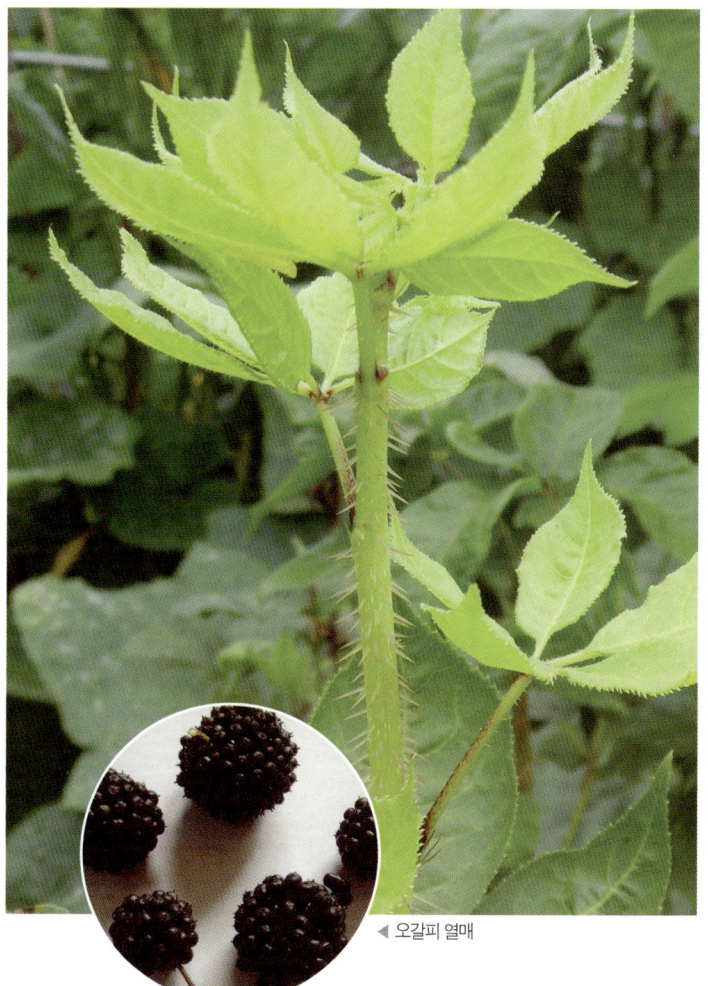

◀ 오갈피 열매

오미자(목련과)

- **학명**: Schizandra chinensis(Turcz.) Baillon
- **한약명**: 오미자(五味子) · **다른 이름**: 문합 · 현급 · 북미 · 금령자 · 홍내소 · 오매자 · 북오미자

▶ 채취
1. 잎 · 줄기 · 열매 · 뿌리.
2. 여름에 잎과 줄기를 채취하여 그늘에, 가을~겨울에 성숙된 잘 익은 열매를 따서, 뿌리를 캐어 햇볕에 말려서 쓴다.

▶ 효소 만들기
1. 붉은색으로 성숙된 열매를 항아리에 넣고 황설탕으로 만든 시럽이나 황설탕 100%를 항아리에 재어 밀봉하여 100일 동안 발효시킨 후에 효소 1에 생수 5를 희석해서 먹는다.
2. 발효된 오미자를 3개월~1년 이상 저온 냉장에서 숙성시킨 후 효소 1에 생수 5를 희석해서 먹는다.

▶ 식용
봄에 어린순을 따서 끓는 물에 살짝 데쳐서 나물로 무쳐 먹는다.

▶ 이용 및 효능
1. **한방**에서 오미자로 부른다. 당뇨를 다스리는 데 다른 약재와 처방한다.
2. **민간**에서 열매로 차 · 와인 · 식초 · 음료 · 빵 · 과자의 원료로 쓰고, 가을에 잘 익은 오미자 씨를 제거한 후 액상차 · 캔 · 팩 · 캡슐 · 티백을 만든다.

▶ 약리 작용
혈압 강하. 항균 작용 · 흥분 작용.

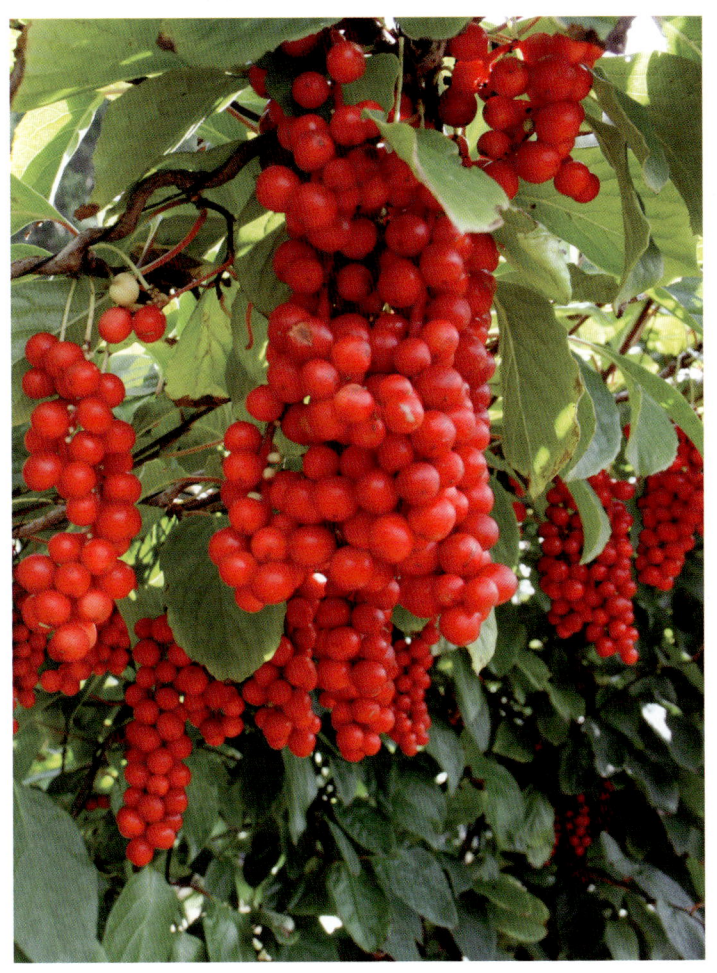

블루베리 (진달래과)

· **학명** : Vaccinium spp.   · **외국명** : blueberry   · **다른 이름** : 하이부시블루베리(highbush blueberry) · 로부시블루베리(lowbush blueberry) · 크랜베리(cranberry) 외 20여 종

▶ 채취

1. 열매.
2. 여름부터 가을까지 열매를 따서 햇볕에 말려서 쓴다.

▶ 효소 만들기

여름~가을까지 진한 흑청색으로 잘 익은 성숙된 열매를 따서 항아리에 넣고 황설탕으로 만든 시럽이나 황설탕 50%를 넣고 밀봉하여 100일 동안 발효시킨 후에 6개월~1년 이상 숙성시킨 후에 효소 1에 생수 5를 희석해서 먹는다.

▶ 이용 및 효능

1. 외국 이름은 'blueberry'라 부른다. 시력 개선에 효소를 만들어 수시로 먹는다.
2. 민간에서 열매를 갈아 즙을 내어 먹는다.
3. 항암 · 시력 회복 · 고혈압 · 노화 방지 · 요로 감염 예방 · 원기 회복 · 인지능력 감퇴 예방.

▶ 약리 작용 _ 항암 작용 · 혈압 강하.

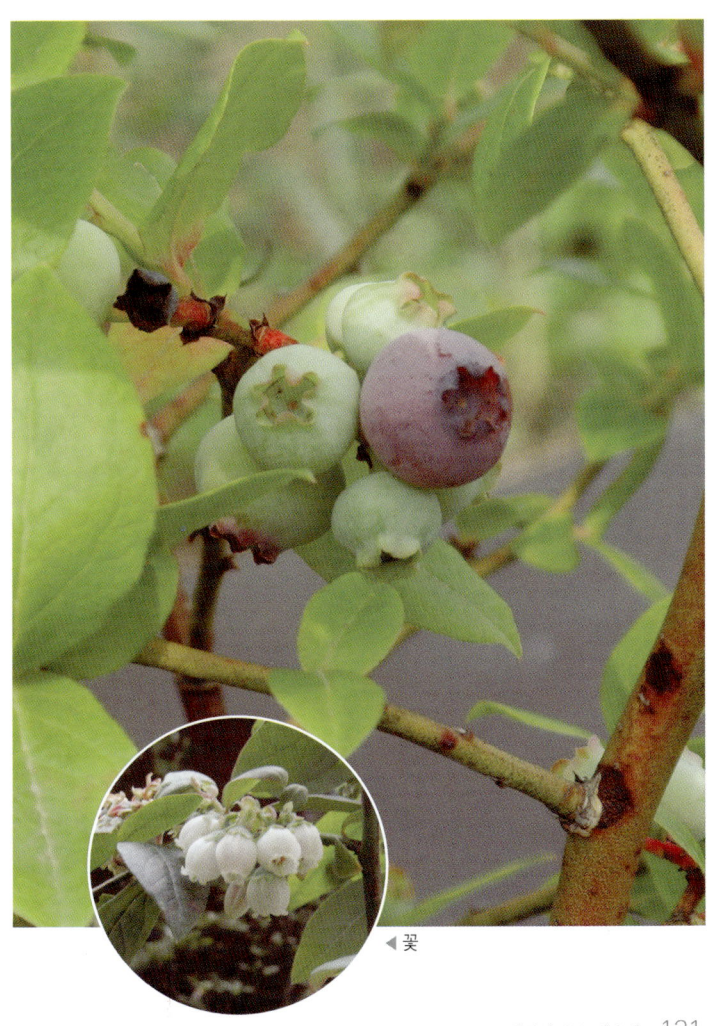

◀ 꽃

복분자딸기 (장미과)

- **학명** : Rubus coreanus Miq.
- **한약명** : 복분자(覆盆子) ・ **다른 이름** : 산딸기 · 곰딸 · 복분자딸기

▶ 채취

1. 꽃 · 잎 · 덜 익은 열매. 열매 · 뿌리.
2. 6월에 덜 익은 열매를 따서 햇볕에 말려서 쓴다.

▶ 효소 만들기

검은색으로 잘 익은 열매를 6~7월에 따서 항아리에 넣고 황설탕으로 만든 시럽이나 황설탕 80%를 넣고 밀봉하여 100일 동안 발효된 후에 3개월~1년 동안 숙성시킨 후에 효소 1에 생수 5를 희석해서 먹는다.

▶ 이용 및 효능

1. **한방**에서 미성숙 열매를 복분자(覆盆子)라 부른다. 정력을 개선하는 데 다른 약재와 처방한다.
2. **민간**에서 복분자 과자 · 캔 · 와인을 만든다.
3. 발기 부전 · 정력 감퇴 · 신장 · 유정 · 소변 빈삭 · 시력 감퇴 · 간염.

▶ **약리 작용** _ 항염 작용.

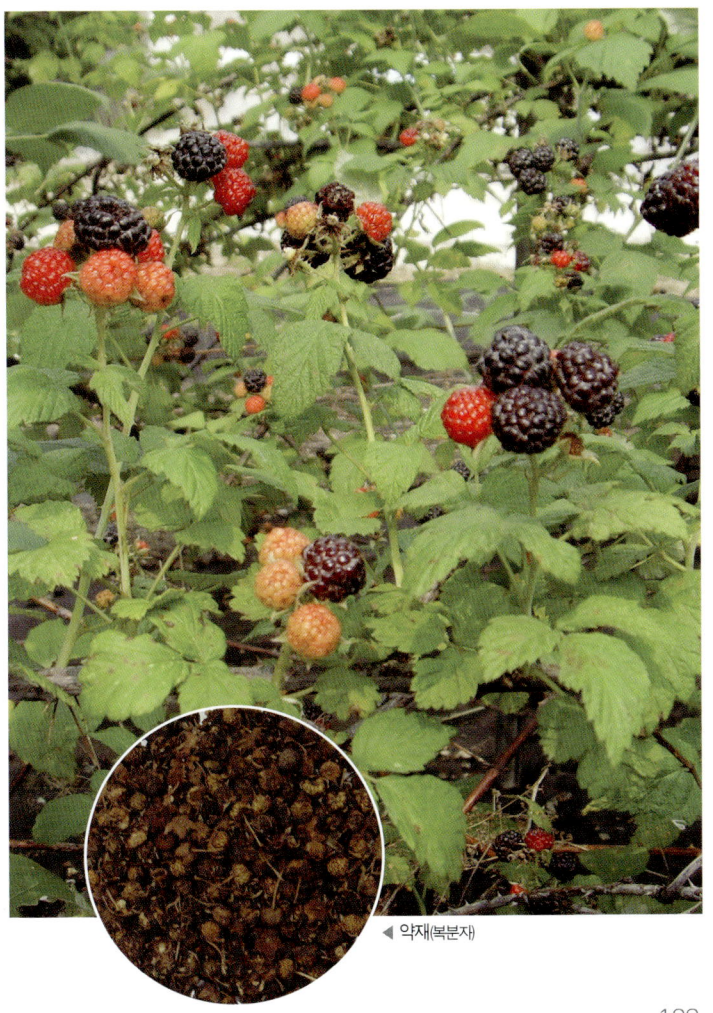

◀ 약재(복분자)

더덕 (초롱꽃과)

- **학명** : Codonopsis lanceolata(Sieb.Set z.)Trautr   **한약명** : 산해라(山海螺)
- **다른 이름** : 사삼 · 백삼 · 노삼 · 산해라 · 지황 · 통유초 · 산해라 · 행엽채근 · 행엽 · 행엽채

▶ 채취

1. 뿌리(약용과 식용) · 잎(방향제).
2. 봄에 잎, 여름에 꽃, 가을에 뿌리를 캐어 햇볕에 말려서 쓴다.

▶ 효소 만들기

더덕 6kg을 떡국의 크기로 썰어 설탕 3kg에 버무려 항아리에 넣어 두면 더덕의 진액이 조금씩 빠져 나오면서 발효가 시작되면 먹는다.

▶ 식용 및 장아찌 만들기

꽃은 샐러드로 먹고, 부드러운 잎과 순은 쌈으로 먹거나 끓은 물에 살짝 데쳐서 나물 무침으로 먹는다. 뿌리의 껍질을 벗겨 초고추장이나 된장을 찍어 먹는다. 더덕을 말려서 삼베주머니에 넣고 고추장 항아리에 박아 1개월 후에 장아찌로 먹는다.

▶ 이용 및 효능

1. **한방**에서 뿌리를 산해라(山海螺)라 부른다. 폐 질환을 다스리는 데 다른 약재와 처방한다.
2. **민간**에서 잎은 방향제로 쓰고, 천식에는 말린 뿌리를 가루내어 밥물로 먹는다.

▶ 약리 작용 _ 거담 작용 · 강심 작용.

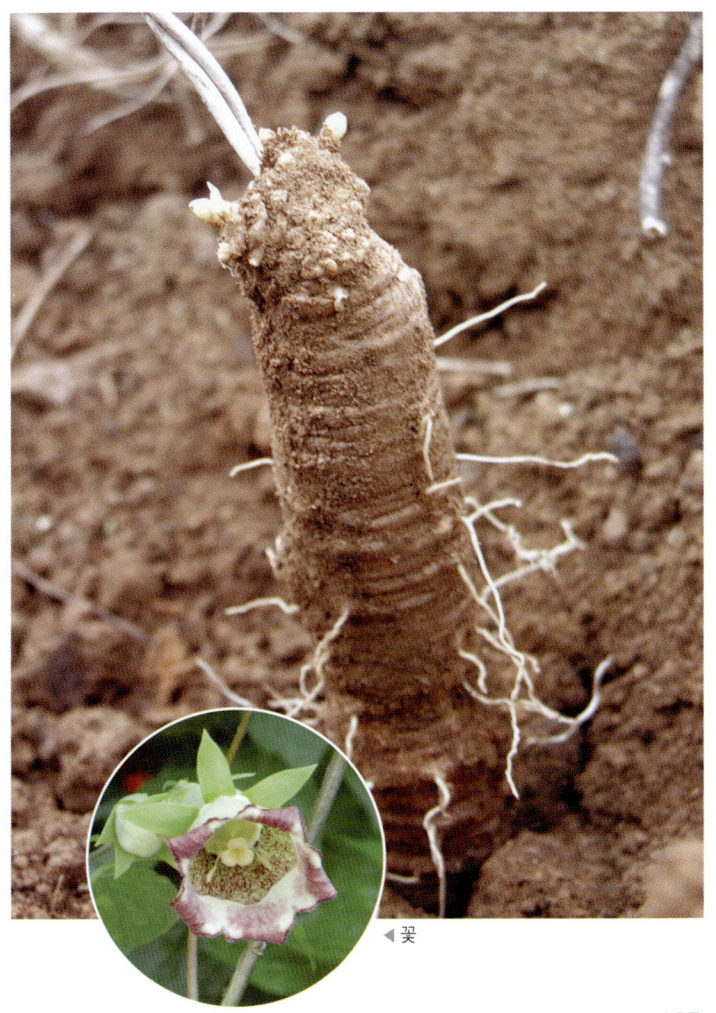

◀ 꽃

독활(두릅나무과)

- **학명**: Aralia cordata Thunb.
- **한약명**: 독활(獨活)   · **다른 이름**: 땃두릅 · 땅두릅 · 독골 · 강청 · 독요초 · 구안독활

▶ 채취
1. 뿌리.
2. 가을에 뿌리를 수시로 캐어 햇볕에 말려서 쓴다.

▶ 효소 만들기
가을에 뿌리 전체를 물로 씻고 항아리에 넣고 황설탕으로 만든 시럽이나 황설탕 50%를 재어 밀봉하여 100 동안 발효시킨 후에 3개월~1년 이상 숙성시킨 후에 효소 1에 생수 5를 희석해서 먹는다.

▶ 식용
1. 봄에 어린순을 살짝 데쳐 된장이나 초고추장에 찍어 먹는다.
2. 봄~가을까지 잎과 줄기를 채취하여 그늘에 말려서 묵나물로 먹는다.

▶ 이용 및 효능
1. 한방에서 뿌리를 독활(獨活)이라 부른다. 통증을 다스리는 데 다른 약재와 처방한다.
2. 민간에서 독활을 생즙을 내어 강장제로 쓴다.

▶ 구분하기 _ 독활은 풀이고, 땃두릅과 두릅은 나무다.

▶ 약리 작용 _ 소염 작용 · 진통 작용.

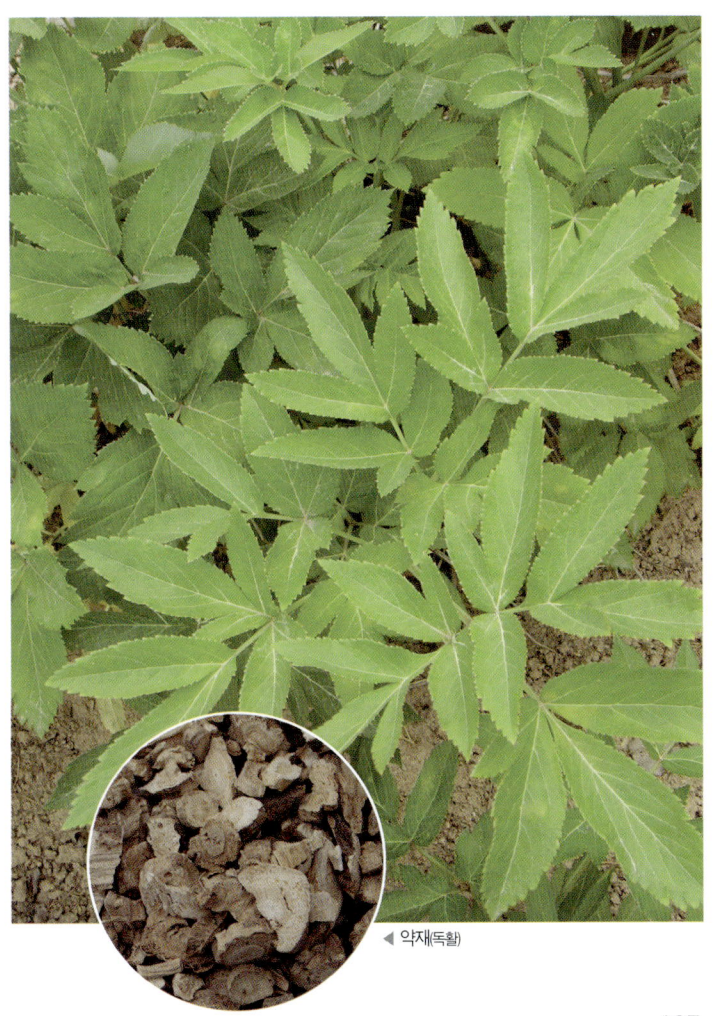

◀ 약재(독활)

삽주(국화과)

- **학명**: Atractylodes japonica Koidz.
- **한약명**: 창출(蒼朮) · 백출(白朮)
- **다른 이름**: 화창출 · 창두채 · 복창출 · 천생출 · 동출 · 산연 · 백출 · 적출 · 창두초 · 산계

▶ 채취

1. 뿌리(근경) · 어린 둥근 뿌리.
2. 가을에 뿌리를 캐어 햇볕에서 말려서 쓴다.

▶ 효소 만들기

봄~가을에 삽주 새싹이나 뿌리를 캐어 항아리에 넣고 황설탕으로 만든 시럽이나 황설탕 30%를 재어 밀봉하여 100일 동안 발효시키고, 3개월 ~1년 동안 숙성시킨 후 효소 1에 생수 5를 희석하여 먹는다.

▶ 식용

봄에 부드러운 잎을 뜯어 쌈으로 먹거나 끓은 물에 살짝 데쳐서 나물 무침으로 먹는다.

▶ 이용 및 효능

1. 한방에서 뿌리줄기를 창출(蒼朮)이라 부른다. 위장을 다스리는 데 다른 약재와 처방한다.
2. 민간에서 잦은 감기에는 창출 + 생강 + 감초를 넣어 달여 먹는다.
3. 만성 위장병 · 소화 불량 · 복통 · 방향 건위제 · 해열 · 이뇨 · 고혈압 · 현기증.

▶ 약리 작용 _ 혈압 강하 · 혈관확장 작용 · 방부 작용.

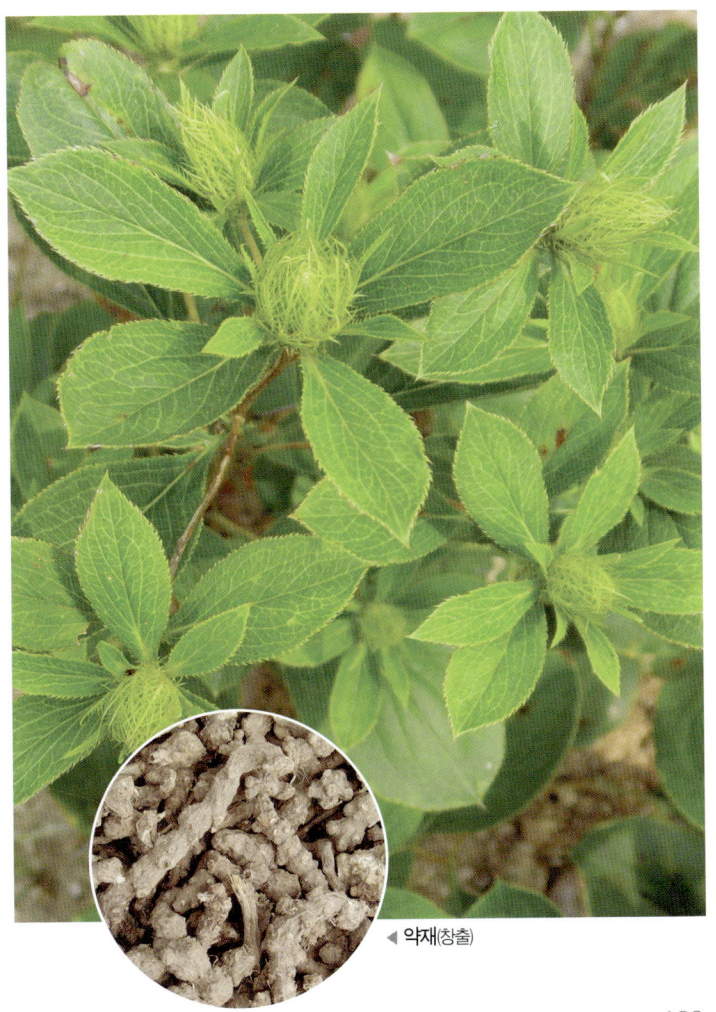
◀ **약재**(창출)

왕머루 (포도과)

- **학명**: Vitis amurensis Rupr.   · **한약명**: 산등등앙(山藤藤秧)
- **다른 이름**: 산포도 · 조선산포도 · 야포도 · 머루 · 모래순 · 머래순 · 왕머루 · 멀구덩굴

▶ 채취
1. 열매(식용) · 뿌리와 덩굴.
2. 가을에 뿌리를 캐어 햇볕에 말려서 쓴다.

▶ 효소 만들기
늦은 여름에 검게 잘 익은 머루 열매를 항아리에 넣고 황설탕으로 만든 시럽이나 황설탕 80%를 재어 밀봉하여 100일 동안 발효시킨 후에 3개월~1년 이상 숙성된 효소 1에 생수 5를 희석해서 먹는다.

▶ 식용 _ 검게 잘 익은 성숙된 열매를 생으로 먹는다.

▶ 이용 및 효능
1. **한방**에서 뿌리 및 줄기를 말린 것을 산등등앙(山藤藤秧), 산포도(山葡萄)라 부른다. 강장제나 보혈제로 쓸 때 다른 약재와 처방한다.
2. **민간**에서 머루의 덩굴을 짓찧어 옴이나 두창 환부에 발랐다. 액상차 · 와인을 만든다.

▶ 약리 작용 _ 강심 작용.

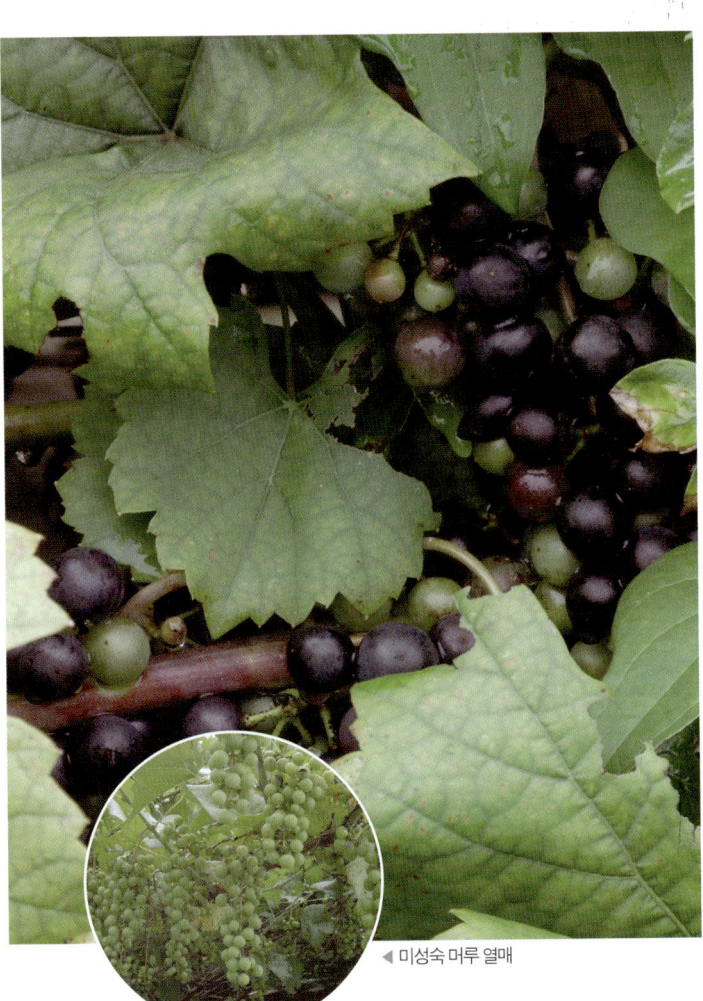

◀ 미성숙 머루 열매

잔대 (초롱꽃과)

- **학명** : Adenophora trihylia (Thunb.) A. DC. var. japonica (Regel) Hara · **한약명** : 상륙(商陸)·상륙화   · **다른 이름** : 제니·지모·호수·문희·문호·백사삼·딱주·사삼.

▶ 약초 만들기
1. 전초·뿌리(식용·약용).
2. 가을에 큰 뿌리를 캐어 햇볕에 말려서 쓴다.

▶ 효소 만들기
봄에 새싹을 따서 항아리에 넣고 황설탕으로 만든 시럽이나 황설탕 30%를 재어 밀봉하여 100일 동안 발효시킨 후에 3개월~1년 이상 숙성시킨 후 효소 1에 생수 5를 희석해서 먹는다.

▶ 식용 및 장아찌 만들기
1. 봄에 어린순과 줄기를 끓는 물에 살짝 데쳐서 나물로 무쳐 먹는다.
2. 가을에 뿌리를 캐서 껍질을 벗기고 소금에 비벼 씻은 후 생채를 하거나 더덕처럼 양념을 발라 구워 먹는다.
3. 잔대 뿌리를 캐서 물로 씻은 후 물기를 빼고 삼베주머니에 넣고 고추장 항아리에 박아 1개월 후에 장아찌로 먹는다.

▶ 이용 및 효능
1. **한방**에서 상륙으로 부른다. 거담을 다스리는 데 다른 약재와 처방한다.
2. 진해·거담·천식·폐 질환·심장 질환·강장·고혈압·인후통.

▶ 약리 작용 _ 거담 작용·강심 작용.

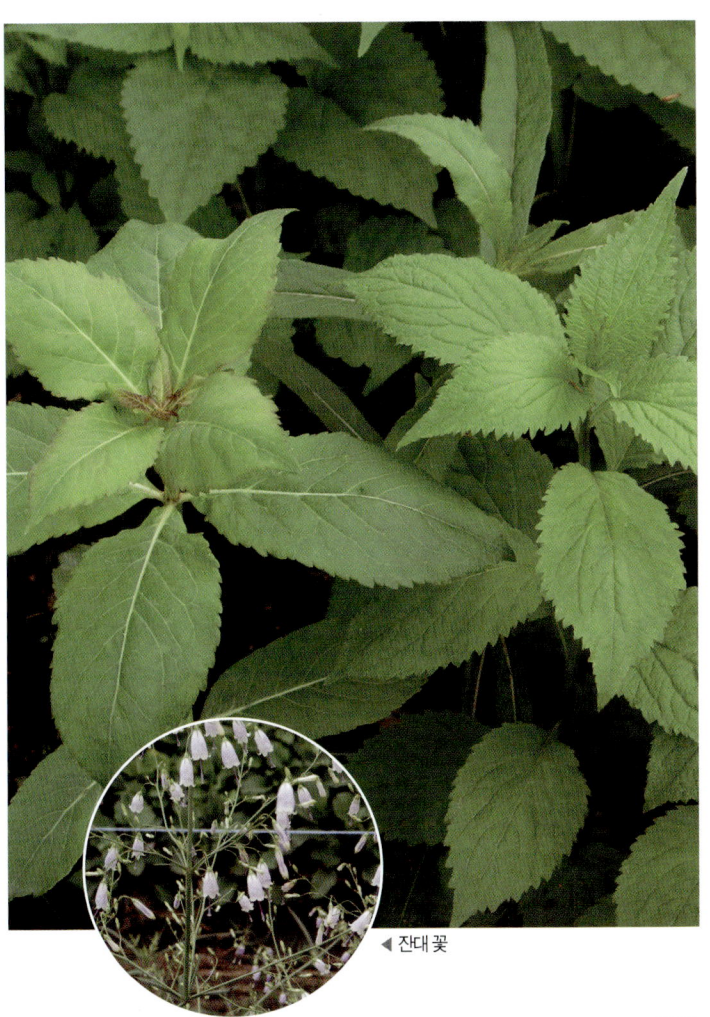

◀ 잔대 꽃

참당귀 (미나리과)

- **학명**: Angelica gigas Nakai
- **한약명**: 당귀(當歸)
- **다른 이름**: 토당귀 · 문귀 · 건귀 · 대근 · 상마 · 지선원 · 신감채 · 승검초

▶ 채취
1. 뿌리.
2. 가을에 뿌리를 캐어 햇볕에 말려서 쓴다.

▶ 효소 만들기
봄에는 전초를, 가을에는 뿌리를 캐어 항아리에 넣고 황설탕으로 만든 시럽이나 황설탕 50%를 넣고 100일 동안 발효시킨 후에 3개월~1년 이상 숙성 시킨 후 효소1에 생수5를 희석해서 먹는다.

▶ 식용 및 장아찌 만들기
1. 봄~여름까지 잎을 따서 끓은 물에 살짝 데쳐서 나물 무침으로 먹는다.
2. 참당귀 뿌리를 캐서 물로 씻은 후 물기를 빼고 삼베주머니에 넣고 고추장 항아리에 박아 1개월 후에 장아찌로 먹는다.

▶ 이용 및 효능
1. 한방에서 뿌리를 당귀라 부른다. 심혈과 간혈이 허해서 보혈을 할 때 다른 약재와 처방한다.
2. 민간에서 통증 개선과 혈액 순환에 당귀를 우린 물로 목욕을 하였다.

▶ 약리작용
혈압 강하 · 호흡 억제 작용 · 흥분 작용.

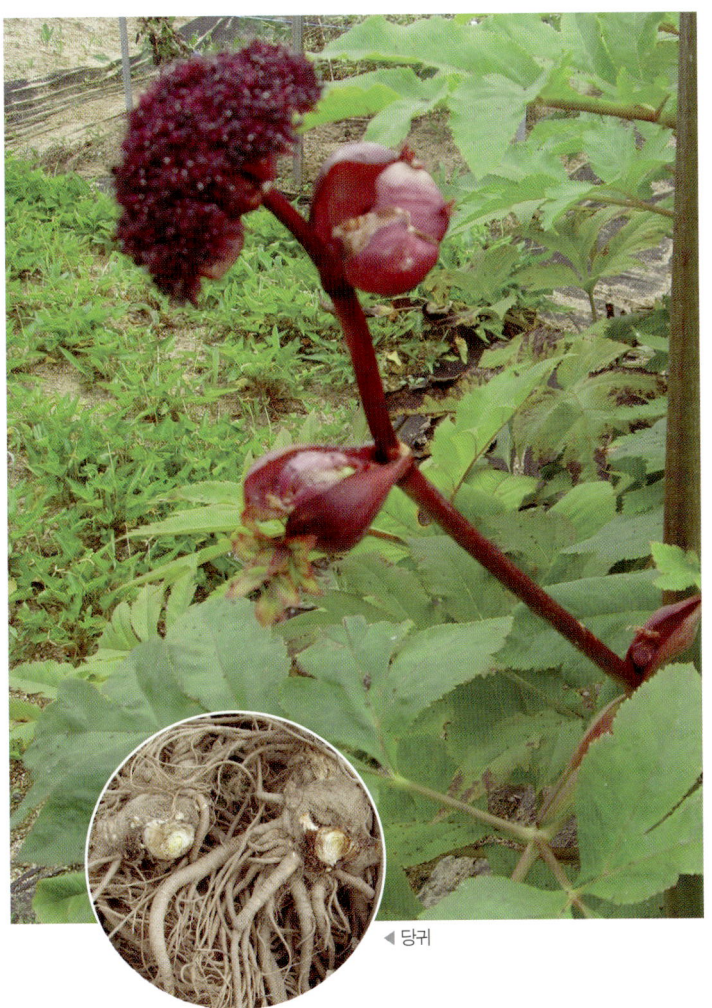

◀ 당귀

뚱딴지 (국화과)

- **학명**: Helianthus tubero년 L.
- **한약명**: 국우(菊芋)   · **다른 이름**: 돼지 감자

▶ 채취
1. 덩이 뿌리.
2. 가을에 덩이뿌리를 캐어 햇볕에 말려서 쓴다.

▶ 효소 만들기
가을에 덩이 뿌리를 캐어 물로 씻고 물기를 뺀 다음 떡국 크기로 잘라 항아리에 넣고 황설탕으로 만든 시럽이나 황설탕 80%를 넣고 100일 동안 발효시킨 후에 3개월~1년 이상 숙성시킨 후 효소 1에 생수 5를 희석해서 먹는다.

▶ 식용 및 장아찌 만들기
1. 가을에 덩이 뿌리를 캐어 생으로 먹거나 쪄서 먹는다. 샐러드, 조림으로 먹는다.
2. 덩이 뿌리를 캐서 물로 씻은 후 물기를 빼고 삼베주머니에 넣고 고추장 항아리에 박아 1개월 후에 장아찌로 먹는다.

▶ 이용 및 효능
당뇨병 · 골절 · 청열 · 양혈 · 활혈 · 거어

▶ 약리 작용 _ 혈당 강하.

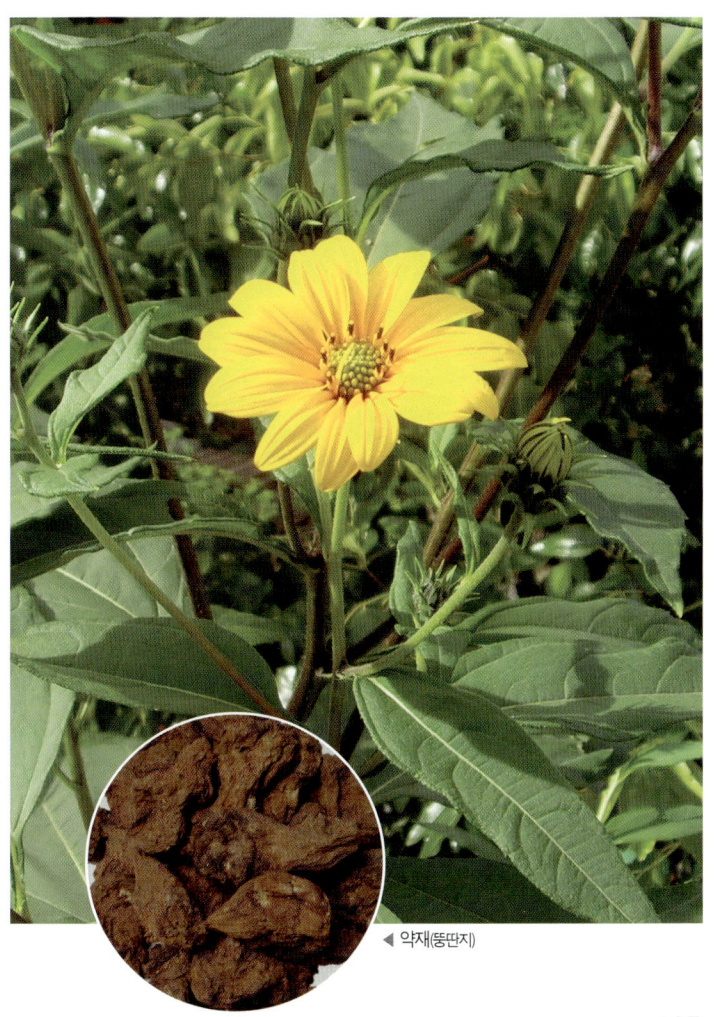

◀ 약재(뚱딴지)

마늘(백합과)

- **학명** : Allium scorodoprasm L.
- **한약명** : 대산(大蒜)   • **다른 이름** : 호 · 호산 · 산채 · 훈신채

▶ 채취

1. 비늘줄기, 통마늘.
2. 가을에 마늘줄기를 채취하여 햇볕에 말려서 쓴다.

▶ 효소 만들기

껍질을 제거한 통마늘을 녹즙기에 갈거나 절구에 빻아서 항아리에 넣고 황설탕으로 만든 시럽이나 황설탕 30%를 넣고 밀봉하여 100일 동안 발효를 시킨 후에 3개월~1년 이상 숙성시킨 후에 효소 1에 생수 5를 희석해서 먹는다.

▶ 식용 및 장아찌 만들기

1. 마늘을 생으로, 익혀서, 반찬으로 다양하게 먹거나 양념 재료로 쓴다. 마늘줄기를 채취하여 초고추장에 찍어 먹는다. 껍질을 제거한 통마늘을 간장에 재어 먹는다.
2. 여름에 마늘줄기를 양념에 재어 1개월 후에 장아찌로 만들어 먹는다.

▶ 이용 및 효능

1. **한방**에서 대산이라 부른다. 정력을 강화할 때 다른 약재와 처방한다.
2. **민간**에서 마늘을 상비약으로 쓴다. (마늘즙 : 버즘 · 탈모증)

▶ **약리 작용** _ 항암 작용 · 항균 작용 · 강심 작용.

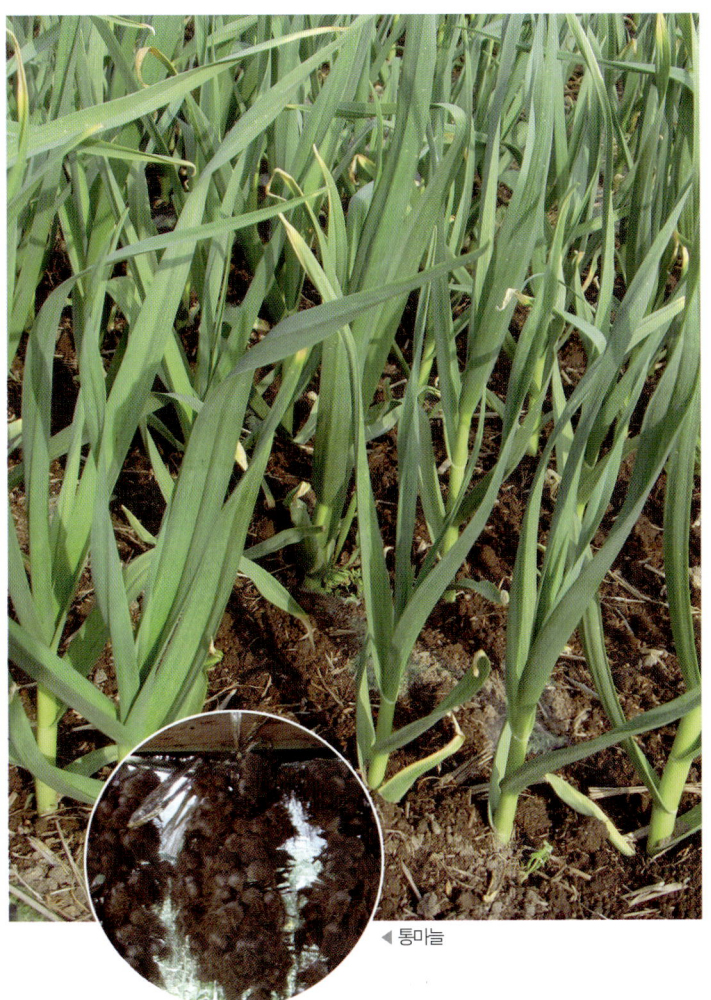

◀ 통마늘

산마늘(백합과)

- **학명** : Allium victorialis L.
- **한약명** : 각총(茖蔥)   · **다른 이름** : 맹이·멩이·명이

▶ 채취
1. 비늘줄기, 전초.
2. 비늘줄기를 채취하여 햇볕에 말려서 쓴다.

▶ 효소 만들기
봄에 전초를 뜯어 항아리에 넣고 황설탕으로 만든 시럽이나 황설탕 30%를 넣고 밀봉하여 100일 동안 발효시킨 후 3개월~1년 이상 저온에서 숙성시킨 후 효소 1에 생수 5를 희석해서 먹는다.

▶ 식용 및 장아찌 만들기
1. 봄에 연한 잎을 뜯어 끓은 물에 살짝 데쳐서 나물로 무쳐 먹는다.
2. 된장에 절여 장아찌를 담가 1개월 후에 먹는다.

▶ 이용 및 효능
1. **한방**에서 격총으로 부른다. 위장을 다스리는 데 다른 약재와 처방한다.
2. 온중 · 건위 · 해독 · 소화불량 · 심복통 · 창독 · 구충 · 이뇨 · 강장 · 해독.

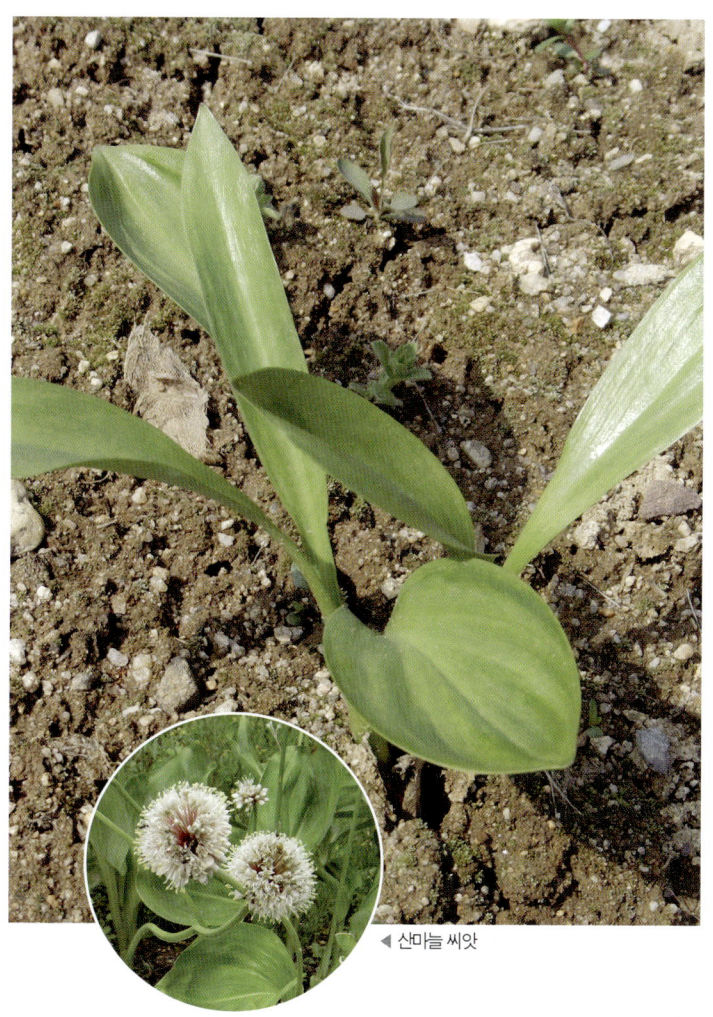

◀ 산마늘 씨앗

오갈피 (두릅나무과)

- **학명** : Acanthopanax sessiliflorus (Rupr.et Maxim) Seem
- **한약명** : 오가피(五加皮) · 추풍사(追風使)   **다른 이름** : 자오가(刺五加) · 남오가피

▶ 채취
1. 열매 · 줄기 · 뿌리.
2. 잎 · 줄기 · 뿌리를 수시로 채취하여 적당한 크기로 잘라서 햇볕에 말려서 쓴다.

▶ 효소 만들기
봄에 잎이나 가을에 검은색으로 성숙된 잘 익은 열매를 항아리에 넣고 황설탕으로 만든 시럽이나 황설탕 50%를 넣고 100일 동안 발효시킨 후에 3개월~3년 동안 숙성시킨 후 효소 1에 생수 5를 희석해서 먹는다.

▶ 식용 및 장아찌 만들기
1. 봄에 부드러운 잎을 따서 끓은 물에 살짝 데쳐 나물로 무쳐 먹는다.
2. 봄에 전초를 따서 깻잎처럼 양념에 재어 1개월 후에 먹는다.

▶ 이용 및 효능
1. 한방에서 오가피라 부른다. 신장을 다스리는 데 다른 약재와 처방한다.
2. 암 · 간장과 신장 개선 · 당뇨병 · 근골 · 근육통 · 요통 · 관절염 · 골다공증 · 냉증 · 스태미너 · 원기 회복.

▶ 약리 작용 _ 항암 작용 · 혈당 저하 · 혈압 강하 · 해열 작용 · 진통 작용성장 촉진 · 요통 · 하지무력 · 골다공증 · 신장 사구체 개선.

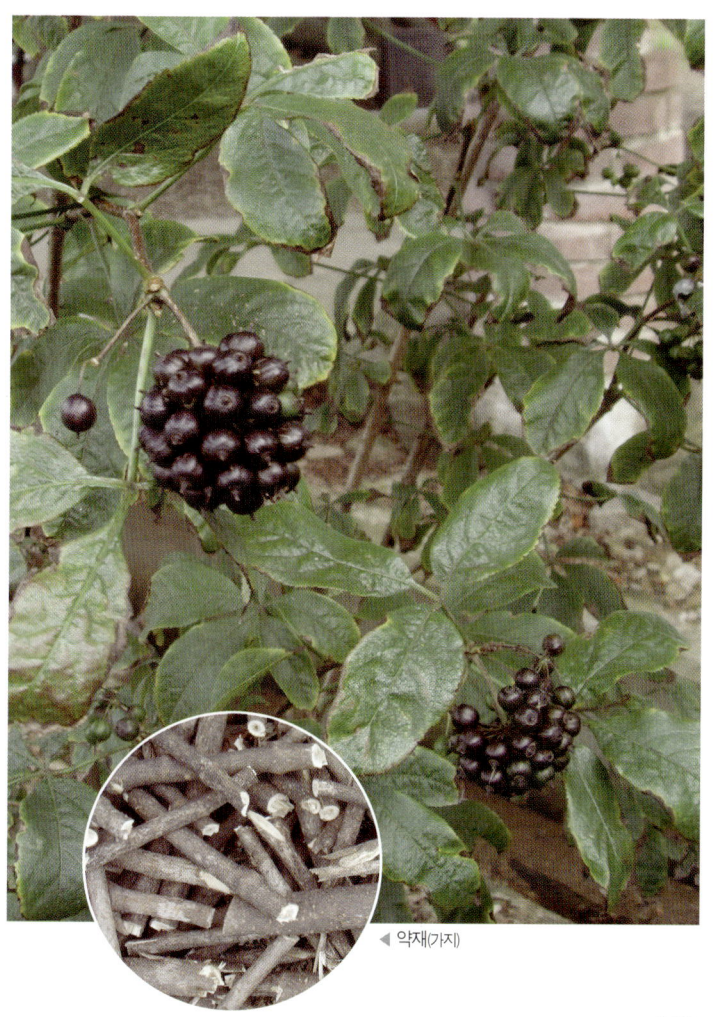

◀ 약재(가지)

청미래덩굴 (백합과)

· **학명** : Smilax china Linne   · **한약명** : 토복령(土茯苓)   · **다른 이름** : 명감나무 · 맹감나무 · 명개나무 · 산귀래 · 발계(反訣) · 발계엽(反訣葉)철능각 · 매발톱가시

▶ 채취

1. 잎 · 줄기 · 열매 · 근경(뿌리줄기).
2. 여름에 잎과 줄기는 채취하여 그늘에, 가을~겨울에 성숙된 열매와 뿌리를 채취하여 햇볕에 말려서 쓴다.

▶ 효소 만들기

여름에 잎, 가을에 열매가 빨갛게 익었을 때, 겨울에 뿌리를 채취하여 항아리에 넣고 황설탕으로 만든 시럽이나 황설탕 80%를 넣고 100일 동안 발효시킨 후에 3개월~1년 동안 숙성시킨 후에 효소 1에 생수 5를 희석하여 먹는다.

▶ 식용 _ 봄에 어린순과 잎을 따 끓은 물에 살짝 데쳐서 나물로 무쳐 먹는다. 잎으로 떡을 만들어 먹는다. 순으로 무침, 튀김으로 먹는다.

▶ 이용 및 효능

1. **한방**에서 뿌리를 토복령이라 부른다. 중금속 해독을 할 때 다른 약재와 처방한다.
2. 가을에 절화용으로 꽃꽂이 소재로 이용하고, 줄기는 세공용, 젓가락 재료로 쓴다.

▶ 약리작용 _ 항암 작용 · 종양 억제 작용 · 소염 작용.

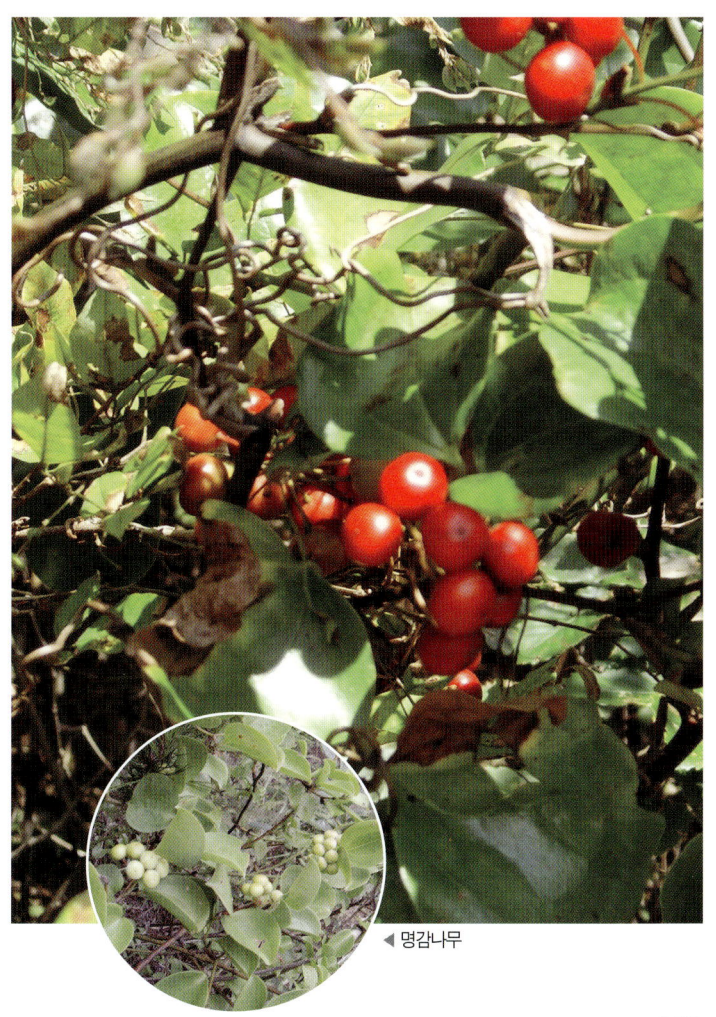

◀ 명감나무

으름덩굴 (으름덩굴과)

- **학명**: Akebia quinata(Thunb.) Decaisne
- **한약명**: 목통(木通)
- **다른 이름**: 통초 · 통초자 · 연복자 · 팔월창 · 예기자 · 통초근 · 목통실 · 연록자 · 으흐름나무

▶ 채취

1. 꽃 · 잎 · 줄기 · 열매 · 뿌리 · 씨앗.
2. 꽃은 5월, 잎은 수시 · 열매 · 줄기 · 종자를 가을에 채취하여 그늘에 말려서 쓴다.

▶ 효소 만들기

가을에 으름덩굴 열매를 채취하여 항아리에 넣고 황설탕으로 만든 시럽이나 황설탕 80%를 재어 밀봉하여 100일 동안 발효시킨 후에 3개월~1년 동안 숙성시킨 후 효소 1에 생수 5를 희석해서 먹는다.

▶ 식용

1. 봄에 연한 잎을 따서 끓는 물에 살짝 데쳐서 나물로 무쳐 먹는다.
2. 열매의 껍질을 벗겨내고 과육만을 생으로 먹는다.

▶ 이용 및 효능

1. 한방에서 목통이라 부른다. 이뇨제나 진통제로 쓸 때 다른 약재와 처방한다.
2. 당뇨병 · 구갈증 · 이뇨 · 부종 · 소변 불리 · 진통 · 신장염 · 소염 · 요도염 · 관절염.

▶ 약리 작용 _ 항암 작용 · 이뇨 작용.

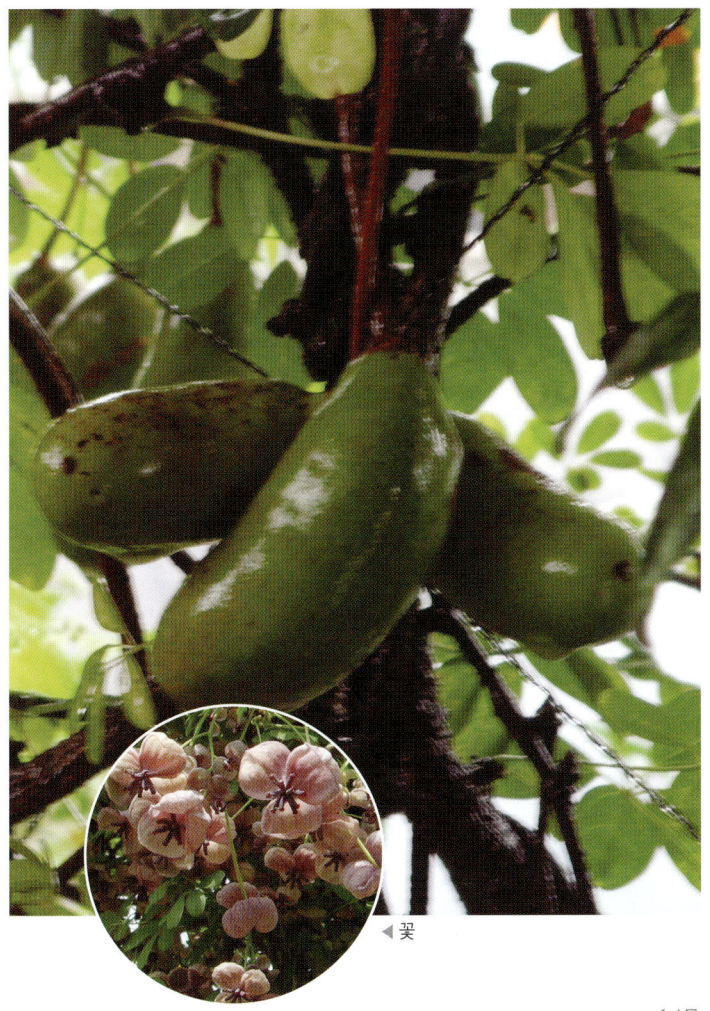

◀ 꽃

구기자 (가지과)

- **학명** : Lycium chinense   **한약명** : 구기자(枸杞子)·지골피(地骨皮)·구기엽(枸杞葉)
- **다른 이름** : 지골자·적보·청정자·천정자·선인장·구기·구기묘

▶ 채취
1. 꽃·잎·줄기·열매·뿌리껍질·뿌리.
2. 꽃은 피기 전에 따서 그늘에·열매는 빨갛게 익었을 때 따서 햇볕에, 줄기와 뿌리껍질은 가을에 채취하여 잘게 썰어 햇볕에 말려서 쓴다.

▶ 효소 만들기
구기자꽃은 피기 전에, 열매는 붉은색으로 익었을 때, 줄기와 뿌리는 가을에 채취, 항아리에 넣고 황설탕으로 만든 시럽이나 황설탕 30~80%를 재어 밀봉하여 100일 동안 발효시킨 후 3개월~1년 이상 숙성 시킨 후 효소 1에 생수 5를 희석해서 먹는다.

▶ 식용 _ 봄에 어린순을 따 끓는 물에 살짝 데쳐서 나물로 무쳐 먹는다. 봄에 잎을 뜯어 깻잎처럼 양념에 재어 1개월 후에 먹는다.

▶ 이용 및 효능
1. **한방**에서 열매를 구기자, 뿌리 껍질을 지골피라 부른다. 간장과 신장의 음기를 보할 때 다른 약재와 처방한다.
2. 구기자 뿌리 한 줌에 식초를 넣고 달여서 치통에 썼고, 눈이 아플 때 열매 달인 물로 눈을 씻었다.

▶ 약리 작용 _ 면역 강화 및 혈압 강하 작용.

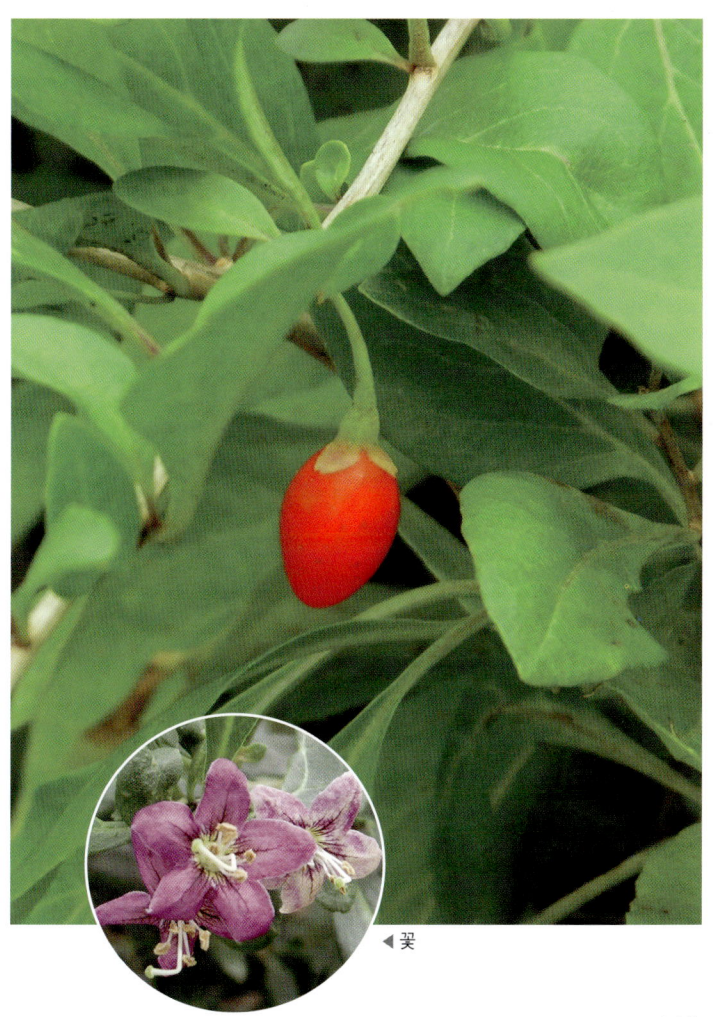

◀ 꽃

보리수나무 (보리수나무과)

- **학명**: Elaeagnus umbellata Thunb
- **한약명**: 우내자(牛奶子)
- **다른 이름**: 호퇴자 · 호퇴목 · 보리똥나무 · 볼테나무 · 보리장나무 · 목우내

▶ 채취
1. 잎 · 줄기 · 잔가지 · 열매 · 뿌리.
2. 봄에 잎을 채취하여 그늘에, 가을에 뿌리를 캐어 햇볕에 말려서 쓴다.

▶ 효소 만들기
가을에 잘 익은 붉은 열매를 따서 항아리에 넣고 황설탕으로 만든 시럽이나 황설탕 80%를 넣고 밀봉하여 100일 동안 발효시킨 후에 3개월~1년 동안 숙성시킨 후에 효소 1에 생수 5를 희석해서 먹는다.

▶ 식용
1. 봄에 어린잎을 따서 끓은 물에 살짝 데쳐서 나물로 무쳐 먹는다.
2. 열매를 따서 잼을 만들어 먹는다.

▶ 이용 및 효능
1. **한방**에서 우내자라 부른다. 폐 질환을 다스리는 데 다른 약재와 처방한다.
2. **민간**에서 천식에는 열매를 설탕에 재어 두었다가 마시면 천식에 쓰고, 월경이 멈추지 않을 때는 물에 달여 복용하였고, 뿌리의 껍질을 벗겨 설탕에 재어 두면 자양, 강장 효과가 있는 것으로 알려져 있다.

▶ 약리 작용
소염 작용 · 모세 혈관 확장 작용 · 항염증 작용.

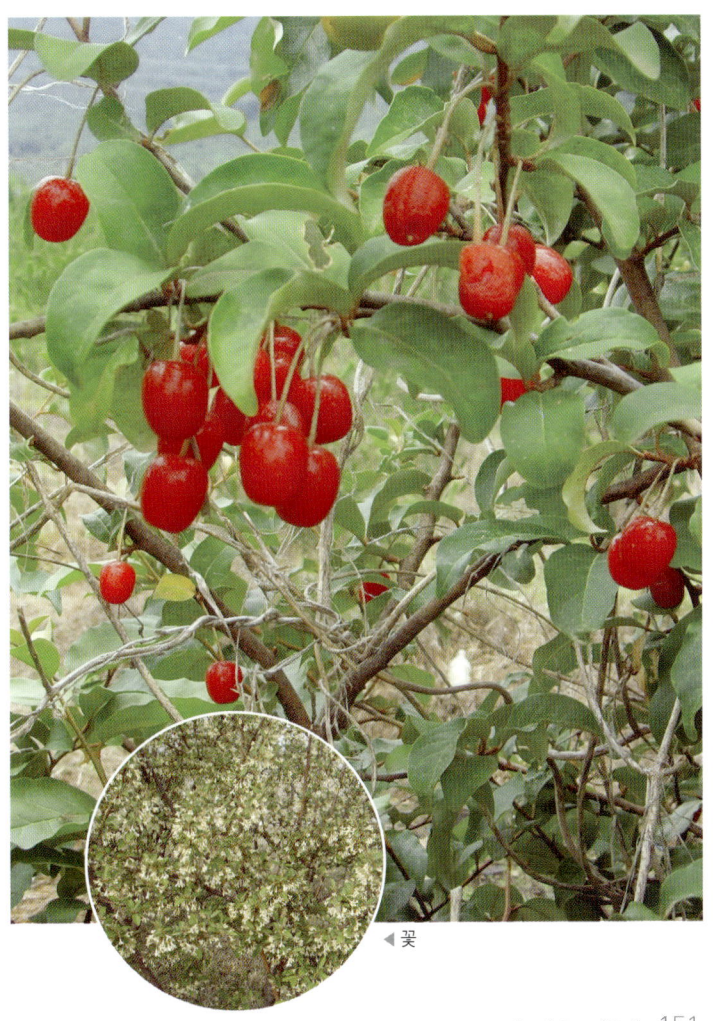
◀ 꽃

호박(박과)

- **학명** : Cucurbita moscchata Ducchesne
- **한약명** : 황과(黃瓜) · **다른 이름** : 황과등(黃瓜藤) · 남과근(南瓜根) · 남과자(南瓜子)

▶ 약초 만들기

1. 뿌리와 종자(약용) · 열매(식용).
2. 애호박이나 늙은 호박을 얇게 썰어서 햇볕에 말려서 쓴다.

▶ 효소 만들기

가을에 늙은 호박을 따서 항아리에 넣고 황설탕으로 만든 시럽이나 황설탕 80%를 넣고 밀봉하여 100일 동안 발효시킨 후에 3개월~1년 동안 숙성시킨 후에 효소 1에 생수 5를 희석해서 먹는다.

▶ 식용

1. 애호박은 말려서 무침으로 먹거나 호박전이나 된장국에 넣어 먹는다.
2. 늙은호박은 얇게 썰어서 햇볕에 말려서 호박떡을 만들어 먹거나 삶아서 호박죽으로 먹는다.
3. 호박잎을 따서 끓은 물에 살짝 데쳐서 된장에 쌈을 먹는다.

▶ 이용 및 효능

1. 한방에서 늙은호박을 황과, 뿌리를 남과근이라 부른다. 간 질환을 다스리는 데 다른 약재와 처방한다.
2. 민간에서 어린잎을 짓찧어 벌레에 물렸을 때 환부에 붙였다.

▶ 약리작용 _ 구충 작용 · 살충 작용 · 해독 작용.

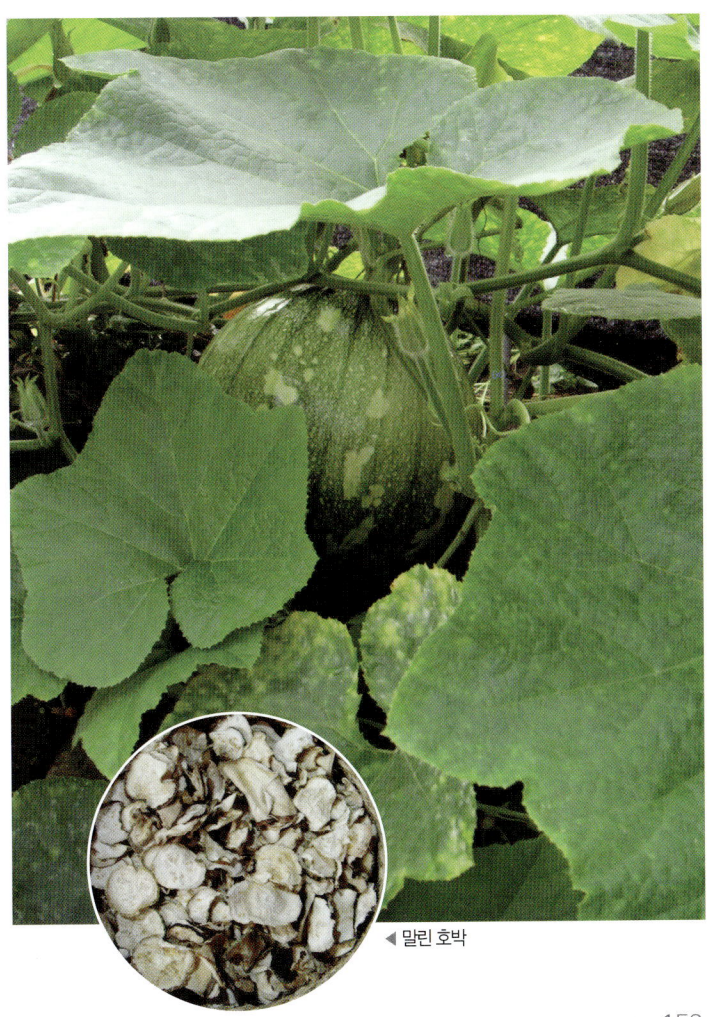
◀ 말린 호박

인삼 (두릅나무과)

- **학명** : Panax ginseng C. A. Meyer
- **한약명** : 인삼(人蔘)   · **다른 이름** : 인신 · 인위 · 토정 · 지정 · 귀개 · 신초

▶ 채취

1. 새순 · 뿌리.
2. 봄에 새순을 가을에 뿌리를 캐어 잔뿌리는 떼어 내고 겉껍질을 칼로 긁어 말려서 쓴다.

▶ 효소 만들기

1. 봄에 새순을 뜯어 물로 깨끗이 씻고 물기를 뺀 후 항아리에 넣고 항설탕을 만든 시럽이나 황설탕 80% 넣고 100일 동안 발효시킨 후에 3개월~1년 이상 숙성 시킨 후에 효소1에 생수5를 희석해서 먹는다.
2. 가을에 4년 이상된 뿌리를 캐어 잔뿌리는 떼어 내고 겉껍질을 칼로 긁어 떡국의 떡 크기로 썰어 황설탕에 버무려 항아리에 넣어 두면 삼투압 작용에 의해 인삼의 진액이 조금씩 빠져 나온다. 발효가 시작되면 먹는다.

▶ 식용

1. 봄에 부드러운 어린순을 따서 쌈으로 먹거나 끓은 물에 살짝 데쳐서 무쳐서 나물로 먹는다.
2. 잔뿌리를 제거한 수삼을 튀김으로 먹는다.

▶ **약리 작용** _ 항암 작용 · 진정 작용 · 혈압 강하 · 중추 신경 흥분 작용.

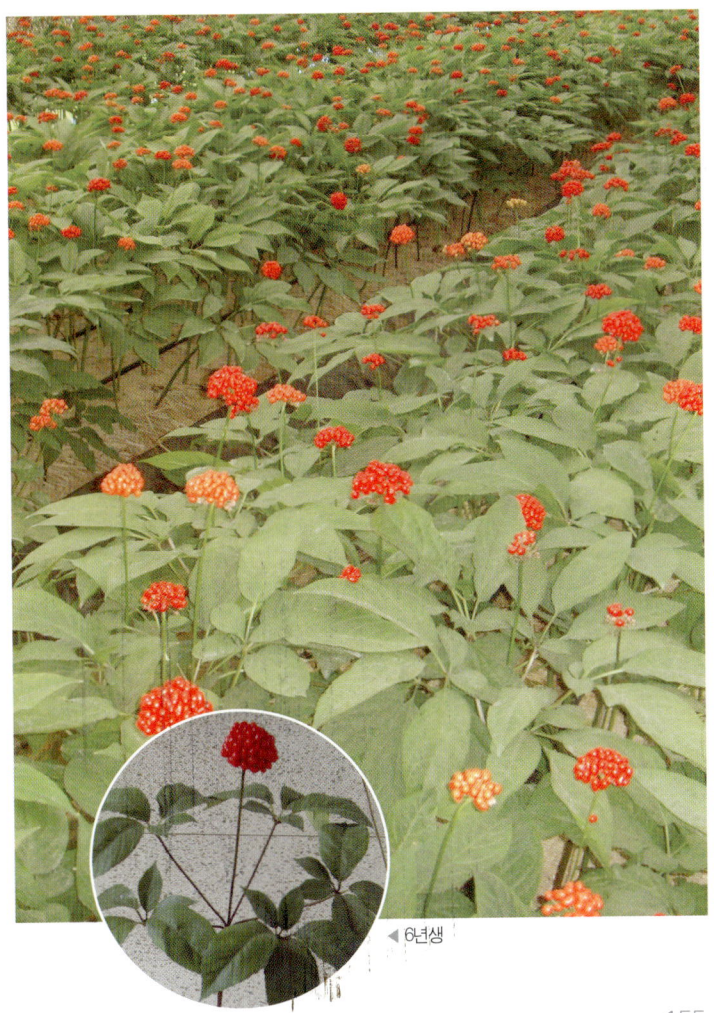

◀ 6년생

한국의 효소 발효액 | 155

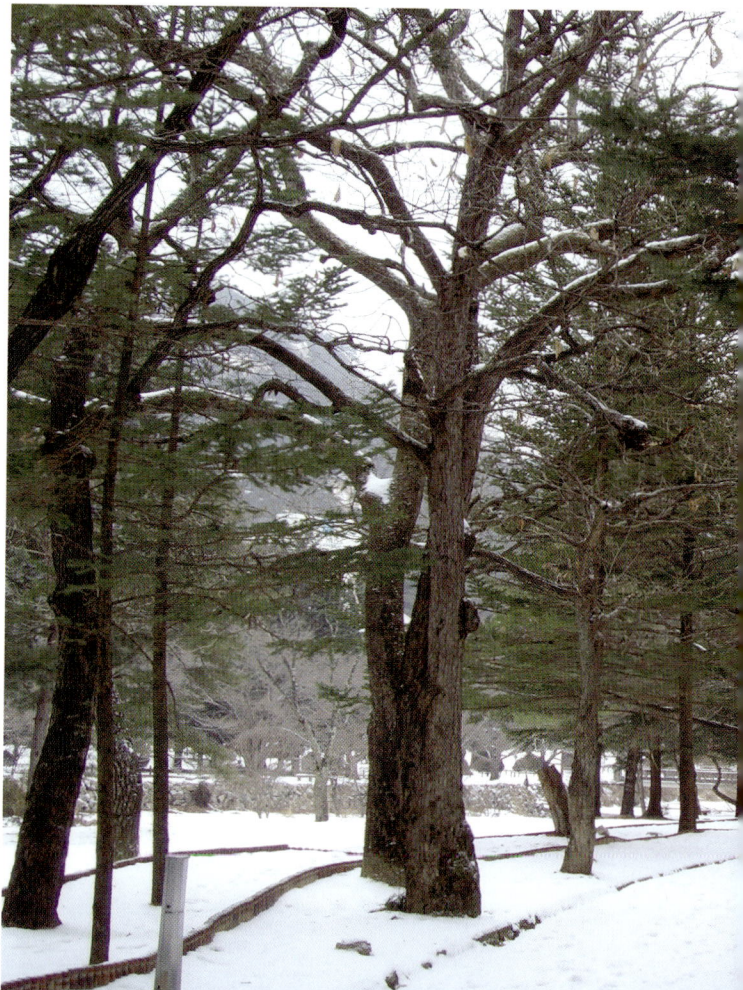

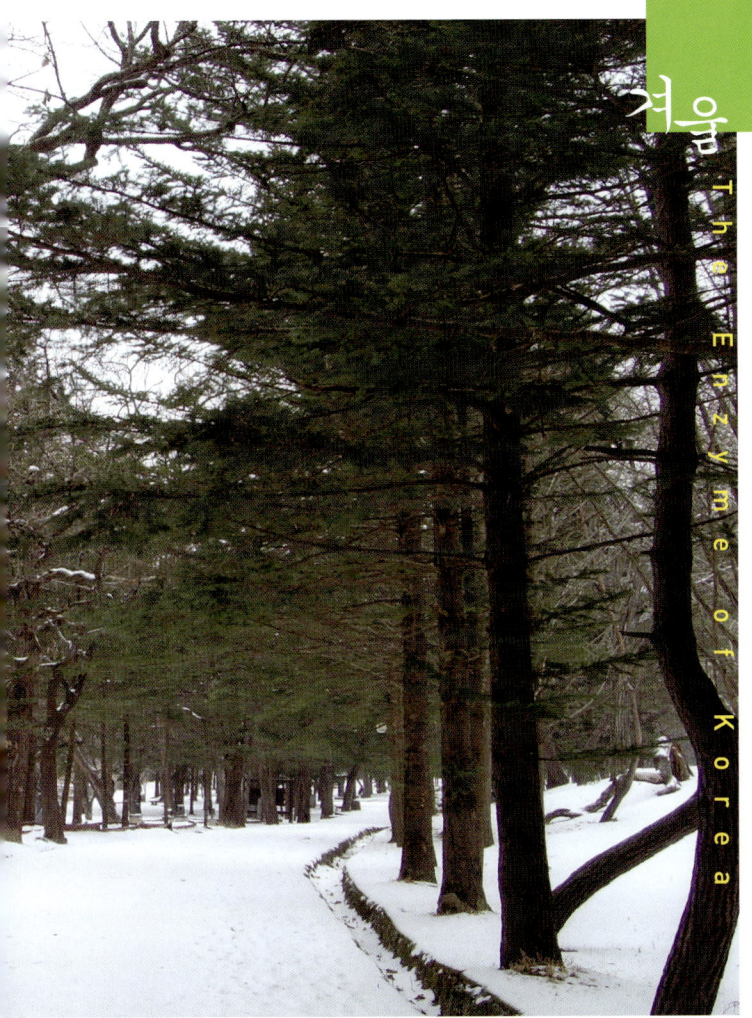

겨울 The Enzyme of Korea

함초(명아주과)

- **학명** : Salicornia europaea
- **한약명** : 퉁퉁마디(鹹草)   · **다른 이름** : 신초 · 복초 · 염초

▶ 채취

1. 뿌리 · 줄기 · 생초.
2. 6월에 채취하여 생초나 줄기를 통째로 채취하여 그늘에, 뿌리는 수시로 캐어 햇볕에 말려서 쓴다.

▶ 효소 만들기

봄~가을에 생초를 통째로 뜯고 물에 씻고 물기를 뺀 다음 항아리에 넣고 황설탕으로 만든 시럽이나 황설탕 80%를 재어 밀봉하여 100일 동안 발효시킨 후 3개월~1년 이상 숙성시킨 후에 효소 1에 생수 5를 희석해서 먹는다.

▶ 식용

1. 6월에 생초를 채취하여 끓은 물에 살짝 데쳐서 나물로 무쳐 먹는다.
2. 함초 김치 · 함초 비빔밥 · 함초 수제비 · 함초 냉면에 넣어 먹는다.

▶ 이용 및 효능

한방에서 퉁퉁마디라 부른다. 숙변을 다스리는 데 다른 약재와 처방한다. 함초 효소로 만들어 고기를 먹을 때 소스로 찍어 먹는다.

▶ **약리 작용** _ 항암 작용 · 연동 작용 · 혈당 강하 · 혈압 강하.

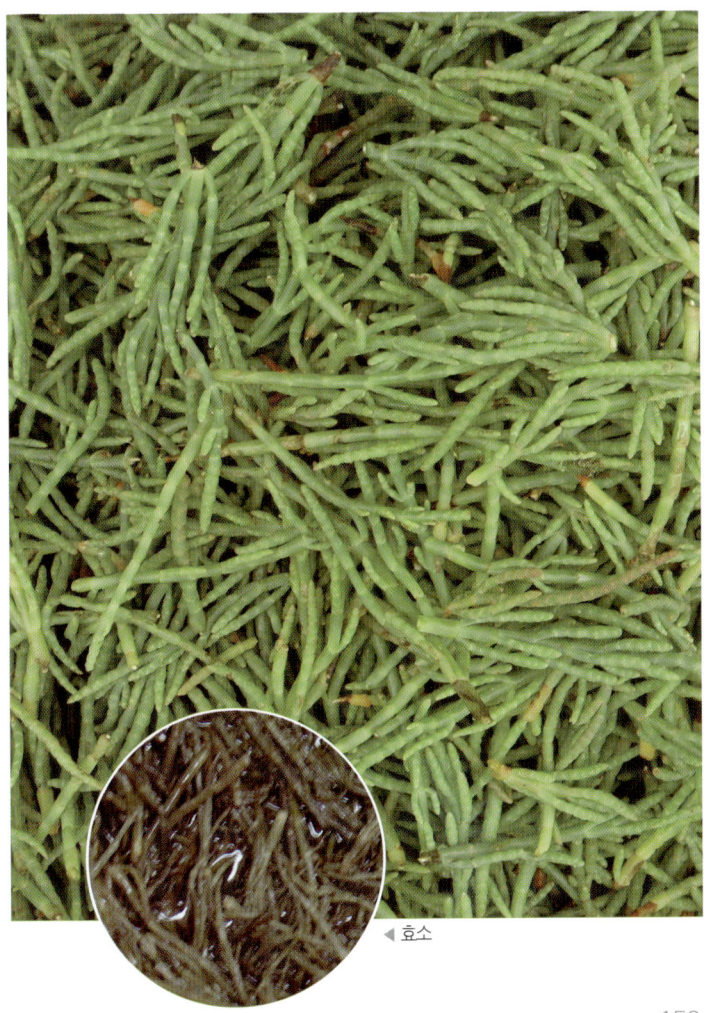

◀ 효소

하수오 (여뀌과)

- **학명** : Pleuropterus multiflorus Thunberg
- **한약명** : 적하수오(赤何首烏) · 백하수오(白何首烏)
- **다른 이름** : 수오 · 지정 · 진지백 · 마간석 · 은조롱 · 진지백 · 산옹 · 산정 · 야합

▶ 채취

1. 잎 · 줄기 · 뿌리(괴근).
2. 가을~겨울까지 덩이 뿌리를 캐어 햇볕에 말려서 쓴다.

▶ 효소 만들기

봄에 하수오 어린잎과 줄기를 채취하여 항아리에 넣고 황설탕으로 만든 시럽이나 황설탕 80%를 넣고 100일 동안 발효시킨 후에 3개월~1년 이상 숙성시킨 후 효소 1에 생수 5를 희석해서 먹는다.

▶ 식용 _ 봄에 어린잎과 줄기를 채취하여 끓은 물에 살짝 데쳐서 나물로 무쳐 먹는다.

▶ 이용 및 효능

1. **한방**에서 둥근 덩이 뿌리를 하수오, 덩이 줄기를 야교등, 잎을 하수오 엽이라 부른다. 원기를 보(補)하는 데 다른 약재와 처방한다.
2. 정력 부족 · 강장 · 모발 조백 · 근골허약 · 신체허약 · 불면증 · 신장 · 요통 · 골다공증 · 노화 방지

▶ 약리 작용 _ 항균 작용 · 혈압 강하 · 강심 작용 · 장 운동 강화 작용 · 장에서 콜레스테롤 흡수 억제 작용 · 억균 작용.

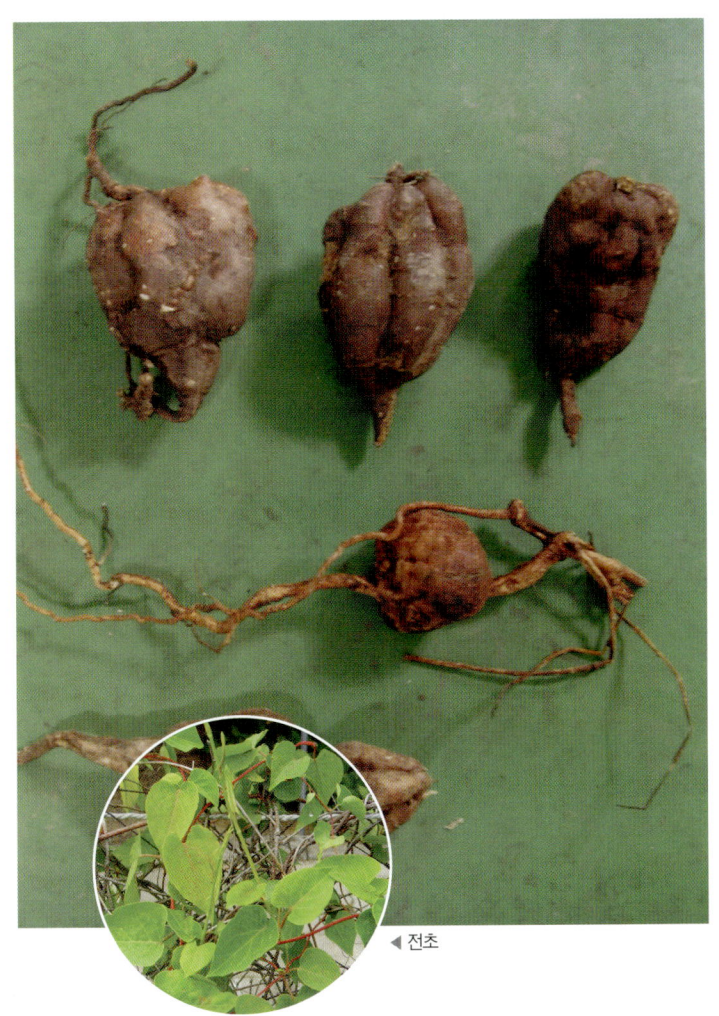

◀ 전초

칡(콩과)

- **학명** : Pueraria lobata (Willd.) Ohwi (P. thunbergiana Benth.)
- **한약명** : 갈근(葛根)   · **다른 이름** : 갈화 · 칡넝쿨 · 갈마 · 곡불히 · 달근

▶ 채취
1. 꽃 · 줄기 · 뿌리.
2. 꽃은 8월에 따서 그늘에 · 겨울에 뿌리 덩이를 통째로 캐어 잘게 잘라서 햇볕에 말려서 쓴다.

▶ 효소 만들기
봄에 어린순을 따서 항아리에 넣고 황설탕으로 만든 시럽이나 황설탕 30%를 재어 밀봉하여 100일 동안 발효시킨 후 3개월~1년 이상 숙성시킨 후 효소1에 생수5를 희석해서 먹는다.

▶ 식용
봄~여름에 부드러운 순을 따서 쌈 · 튀김 · 나물밥로 먹는다. 칡을 가루로 만들어 묵 · 죽 · 국수 · 다식 · 엿을 만든다. 어린순을 따서 양념으로 재어 1개월 후에 장아찌로 먹는다.

▶ 이용 및 효능
1. **한방**에서 뿌리를 갈근, 꽃은 갈화라 부른다. 숙취를 다스리는 데 다른 약재와 처방한다.
2. **민간**에서 해독이나 지혈을 할 때 잎을 짓찧어 환부에 붙였다.

▶ 약리 작용
발암 물질 억제 작용 · 진경 작용 · 해열 작용.

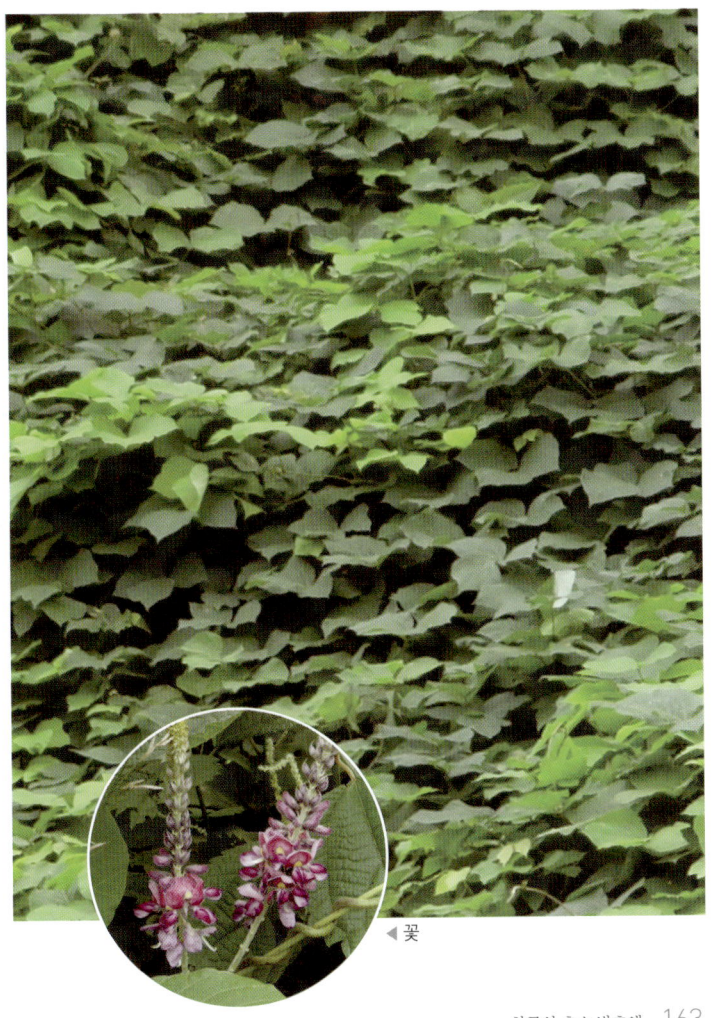

◀ 꽃

와송 (돌나물과)

- **학명**: Orostachys japonica (Maxim.) A. Berger
- **한약명**: 와송(瓦松)　・**다른 이름**: 지붕지기・옥상무근오・와상・와연화

▶ 채취

1. 전초・줄기・뿌리.
2. 가을에 전초를 채취하여 그늘에 말려서 쓴다.

▶ 효소 만들기

가을에 와송의 잎・줄기・뿌리를 통째로 채취하여 항아리에 넣고 황설탕으로 만든 시럽이나 황설탕 30~80%에 재어 밀봉하여 100일 동안 발효시킨 후에 3개월~1년 이상 숙성시킨 후 효소 1에 생수 5를 희석해서 먹는다.

▶ **식용** _ 와송을 통째로 채취하여 끓은 물에 살짝 데쳐서 나물로 먹거나 튀김으로 먹는다.

▶ 이용 및 효능

1. **한방**에서 전체를 와송이라 부른다. 암을 다스리는 데 다른 약재와 처방한다.
2. **민간**에서 와송을 끓여서 차로 먹는다.
3. 암・청열・해독・지열・토혈・간염・습진・화상.

▶ **약리 작용** _ 항암 작용・해열 작용・해독 작용.

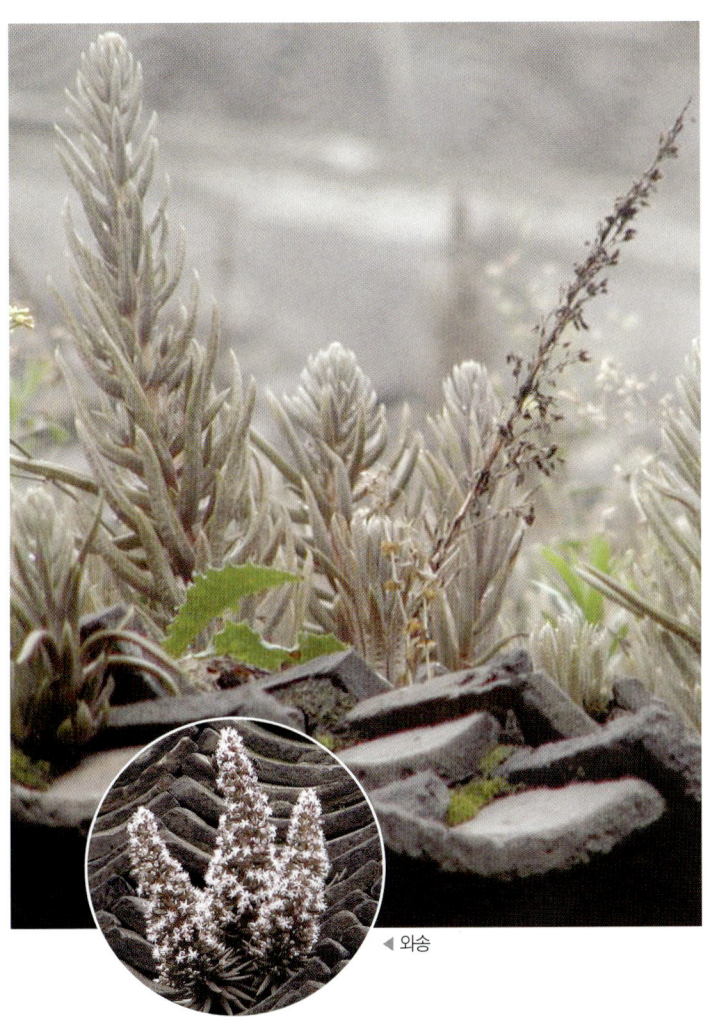

◀ 와송

부처손 (부처손과)

- **학명**: Selaginella tamariscina (Beauv), Spring
- **한약명**: 권백(卷柏) · **다른 이름**: 장생불사초 · 불로초 · 불사초

▶ 채취
1. 전초 · 줄기 · 뿌리.
2. 가을에 전초를 채취하여 그늘에 말려서 쓴다.

▶ 효소 만들기
가을에 잎 · 줄기 · 뿌리를 몸째로 채취하여 항아리에 넣고 황설탕으로 만든 시럽이나 황설탕 30~80%를 넣고 밀봉하여 100일 동안 발효시킨 후에 3개월~1년 이상 숙성시킨 후 효소 1에 생수 5를 희석해서 먹는다.

▶ 이용 및 효능
1. **한방**에서는 권백, 전초를 뿌리채 채취하여 씻어서 말린 것을 연주권백이라 부른다. 암을 다스리는 데 다른 약재와 처방한다.
2. **민간**에서 혈액 순환과 어혈을 제거하는 데 쓴다.
3. 암 · 청열 · 해독 · 지혈 · 토혈 · 간염 · 습진 · 화상 · 탈항 · 빈혈.

▶ 금기 _ 땀을 많이 흘리는 사람.

▶ 약리 작용 _ 항암 작용 · 해열 작용 · 해독 작용.

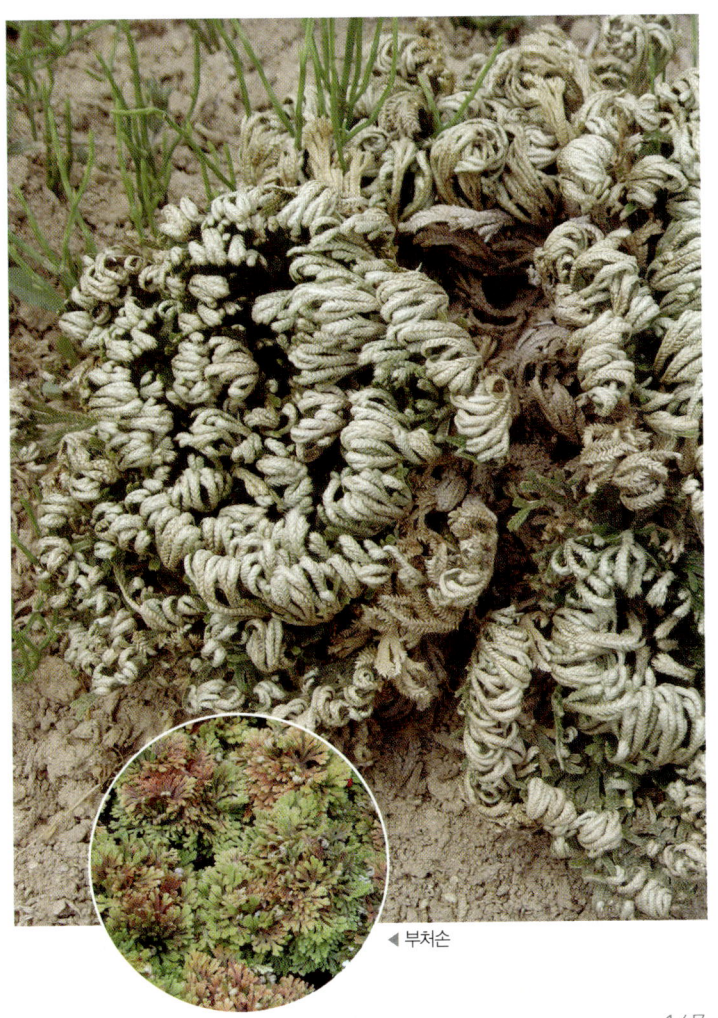

◀ 부처손

조릿대 (벼과)

- **학명**: Sasa borealis(Hack.) Makino
- **한약명**: 죽엽(竹葉)   · **다른 이름**: 제주 조릿대 · 섬조릿대 · 산죽 · 죽실 · 죽미 · 아맥

▶ 채취

1. 잎 · 줄기 · 열매 · 뿌리.
2. 잎은 사시사철, 줄기와 뿌리는 가을부터 이듬해 봄까지 채취하여 잘게 썰어 말려서 쓴다.

▶ 효소 만들기

조릿대의 잎 · 줄기 · 뿌리를 항아리에 넣고 황설탕으로 만든 시럽이나 황설탕 30%를 넣고 항아리에 재어 밀봉하여 100일 동안 발효시킨 후에 6개월~1년 이상 숙성시킨 후 효소 1에 생수 5를 희석해서 먹는다.

▶ 식용 및 장아찌 만들기

1. 죽순을 쌀뜨물에 삶아 낸 뒤 길게 칼집을 내 발라 낸 닭고기살을 끼워 넣어 간장 소스에 조리를 하면 별미 죽순찜이 된다.
2. 녹말을 내어 떡이나 죽을 만들어 먹는다. 죽순을 잘게 썰어 삼베주머니에 넣고 고추장 항아리에 박아 1개월 후에 장아찌로 먹는다.

▶ 이용 및 효능

1. **한방**에서 죽엽이라 부른다. 화를 다스리는 데 다른 약재와 처방한다.
2. 화병 · 당뇨병 · 암 · 이뇨 · 토혈 · 월경 불순 · 지혈 · 유방염.

▶ **약리 작용** _ 항암 작용.

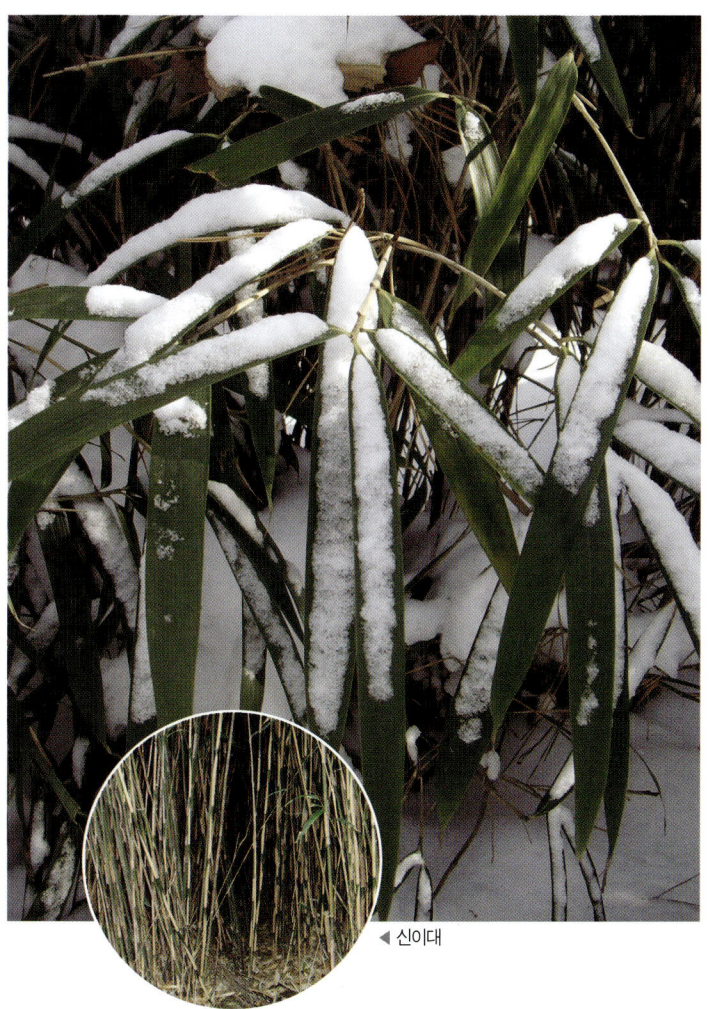

◀ 신이대

생강(생강과)

- **학명** : Zingiber officinale Rose.
- **한약명** : 생강(生薑)　　・**다른 이름** : 건강(乾薑)

▶ 채취

1. 뿌리줄기
2. 가을에 뿌리줄기를 채취하여 햇볕에 말려서 쓴다.

▶ 효소 만들기

가을에 생강 뿌리를 갈거나 절구에 빻아서 항아리에 넣고 황설탕으로 만든 시럽이나 황설탕 30%를 재어 밀봉하여 100일 동안 발효시킨 후에 3개월~1년 이상 숙성시킨 후 효소 1에 생수 5를 희석해서 먹는다.

▶ 식용

생강을 짓찧어 나물에 첨가해서 먹거나 음식의 양념으로 쓴다.

▶ 이용 및 효능

1. **한방**에서 생강으로 부른다. 감기를 다스리는 데 다른 약재와 처방한다.
2. 생강을 얇게 썰어서 설탕에 버므려 말린 후 편강으로 먹는다. 생강껍질은 냉하고 속살은 열성이 있다.
3. 감기 몸살 · 온중 · 구토 · 담음 · 천해 · 구토 하리 · 사지 냉미맥.

▶ **약리 작용** _ 항균 작용.

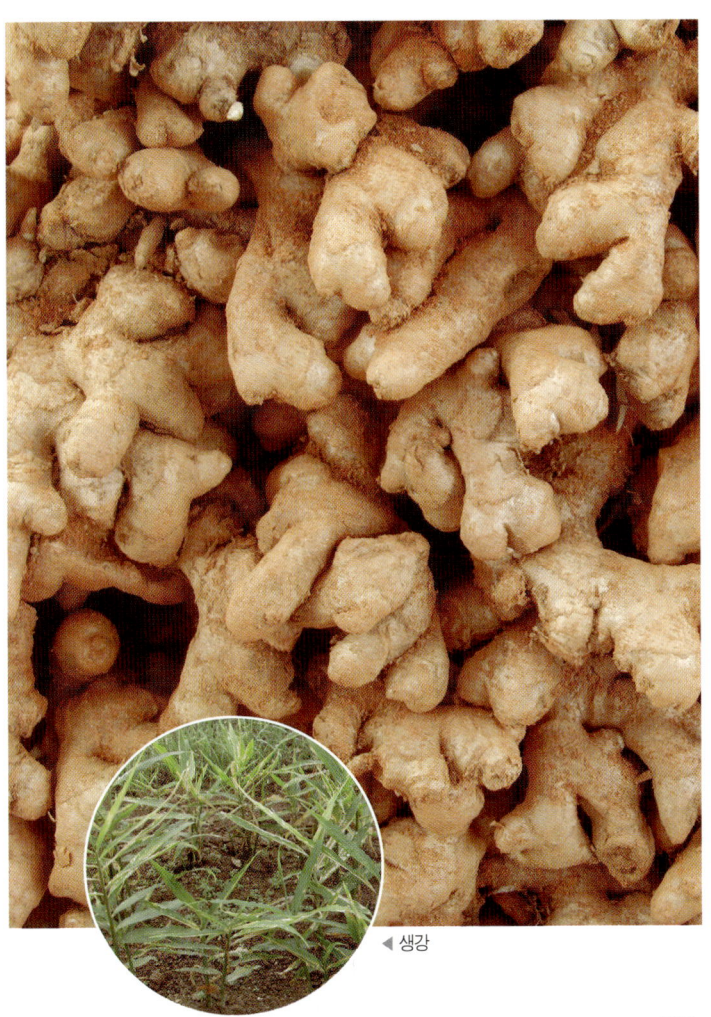

◀ 생강

도라지(초롱꽃과)

- **학명** : Platycodon grandiflorum(Jacg.) A. DC
- **한약명** : 길경(桔梗) · **다른 이름** : 백약 · 경초 · 이노 · 제니 · 고경 · 복경 · 도

▶ 채취

1. 뿌리.
2. 늦가을에 2~3년 묵은 뿌리를 채취하여 껍질을 벗겨 햇빛에 말려 쓴다.

▶ 효소 만들기

밭 도라지 6kg+산 도라지 2kg을 떡국의 크기로 썰어 설탕 2kg에 버무려 항아리에 재어 두면 삼투압 작용에 의해 도라지의 진액이 조금씩 빠져나오면서 발효가 되면 먹는다.

▶ 식용

1. 도라지 뿌리껍질을 벗겨 낸 후 초고추장에 찍어 생으로 먹는다. 어린잎은 나물이나 튀김으로 먹고, 뿌리를 생채 · 숙채 · 정과 등 요리에 쓴다.
2. 도라지 뿌리를 캐서 껍질을 벗기고 삼베주머니에 넣고 고추장 항아리에 박아 1개월 후에 장아찌로 먹는다.

▶ 이용 및 효능

한방에서 뿌리를 길경이라 부른다. 인삼과 함께 강장제로 쓸 때 다른 약재와 처방한다.

▶ **약리 작용** _ 항암 작용 · 용혈 작용 · 거담 작용 · 항염증 작용 · 항알레르기 작용. 위액 분비 억제 작용 · 말초 혈관 확장 작용.

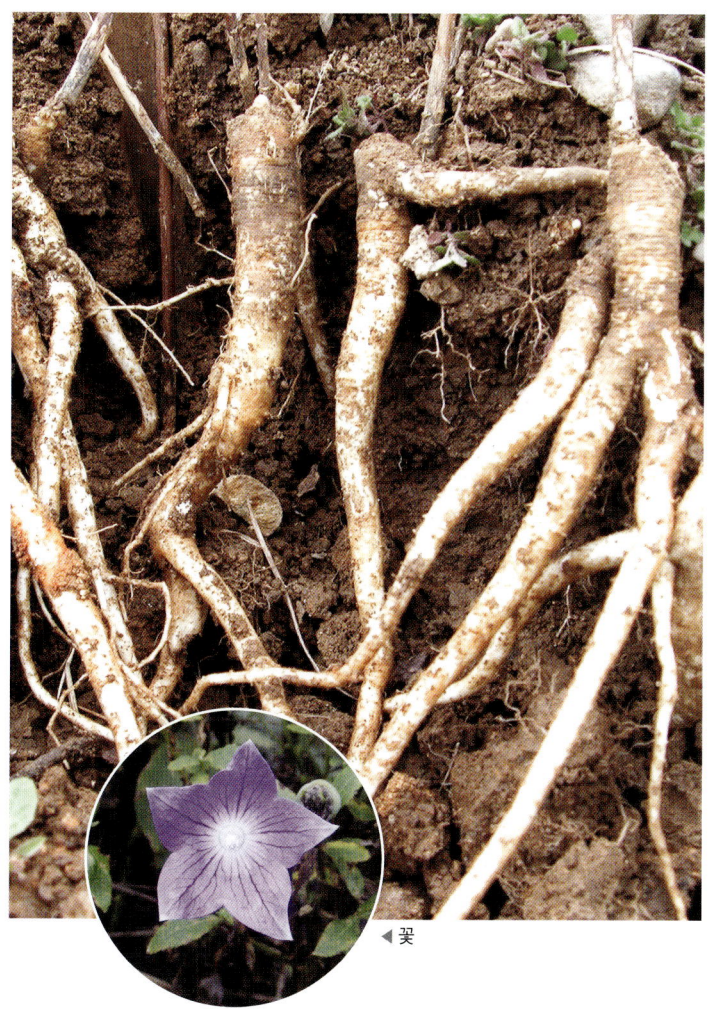

◀ 꽃

지치(지치과)

- **학명** : Lithospermum erythrorhizon S. et Zucc.
- **한약명** : 자초(紫草)   • **다른 이름** : 칙금잔 · 촉기근 · 호규근

▶ 채취

1. 뿌리.
2. 겨울에 뿌리를 캐어 소주로 분무하며 칫솔로 흙을 제거한 후에 햇볕에 말려서 쓴다.

▶ 효소 만들기

겨울에 뿌리를 캐어 소주로 분무하며 칫솔로 흙을 제거한 후에 잘게 썰어 항아리에 넣고 항설탕을 만든 시럽이나 황설탕 80% 넣고 100일 동안 발효시킨 후에 3개월~1년 이상 숙성 시킨 후에 효소 1에 생수 5를 희석해서 먹는다.

▶ 이용 및 효능

1. 한방에서 자초로 부른다. 관절염 · 여성 질환 · 간장병 · 동맥 경화 등에 효과가 있어 지치의 뿌리를 건위 강장제로 쓰고, 위장을 좋게 하는 데 다른 약재와 처방한다.
2. 민간에서 몸이 냉할 때 지치 주를 담가 먹었고, 지치 뿌리는 잘 말려서 고약으로 만들어 환부에 붙여서 종기 · 상처 · 피부병을 치료할 때 쓴다.

▶ 약리 작용 _ 항염증 작용 · 항종양 작용.

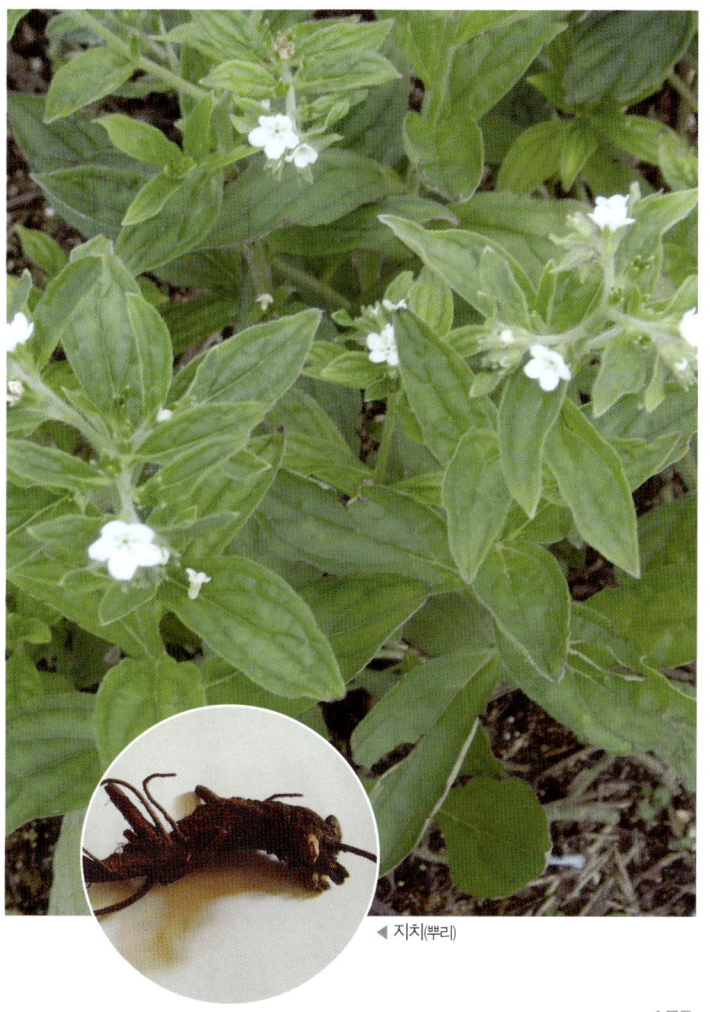
◀ 지치(뿌리)

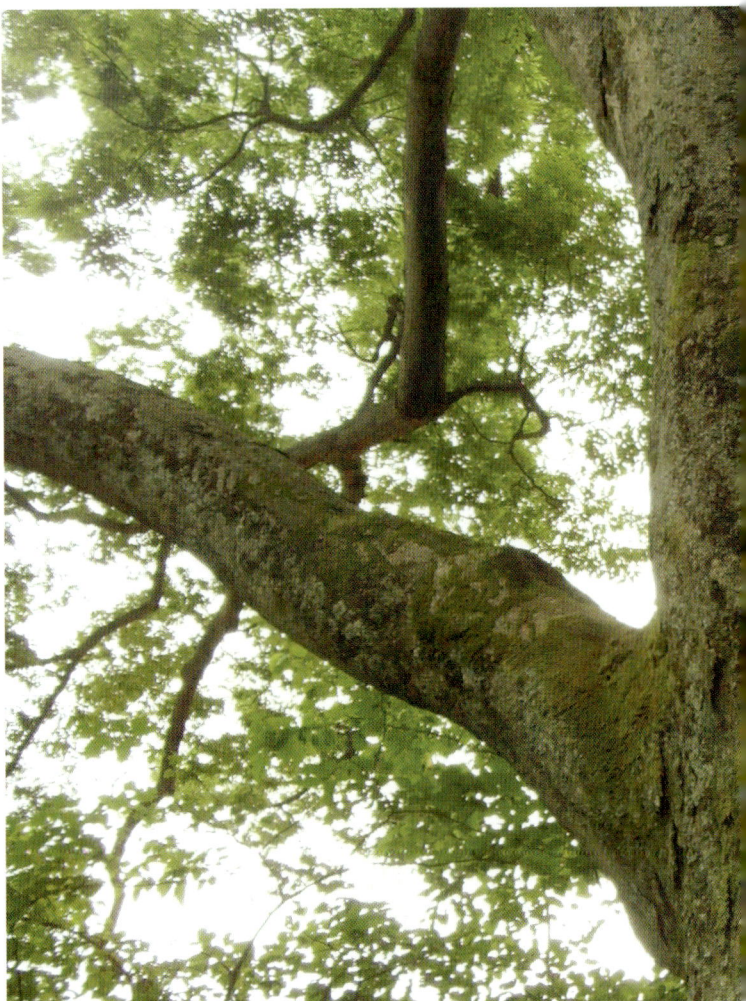

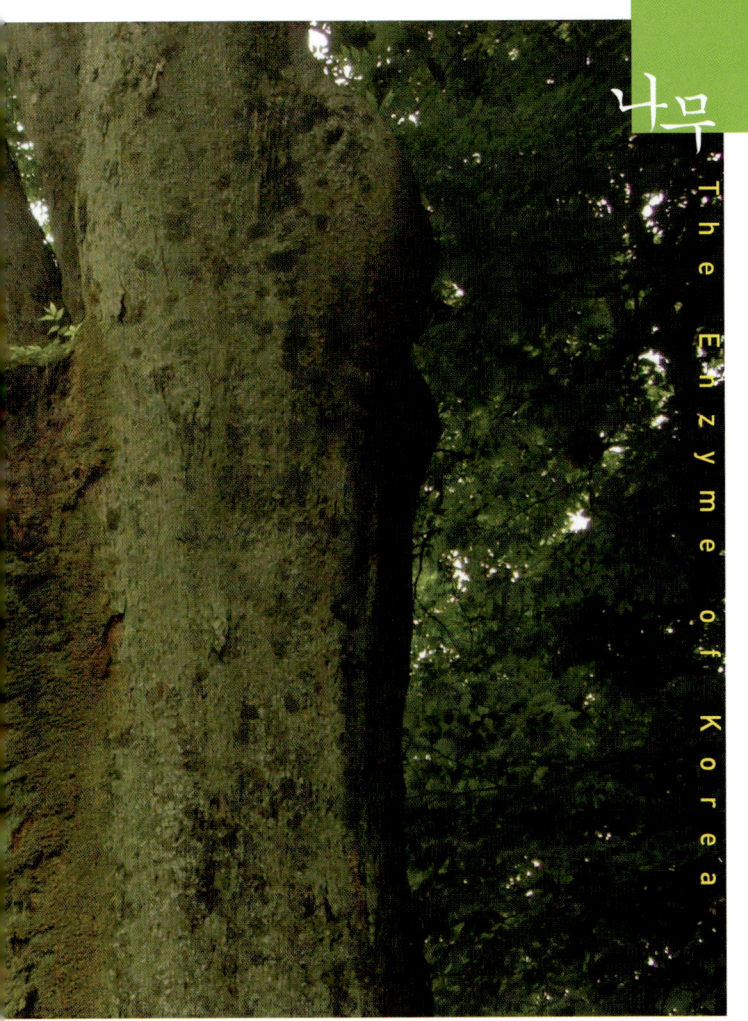

나무 The Enzyme of Korea

매화나무 (장미과)

- **학명** : Prunus mume Siebold et Zuc.
- **한약명** : 오매(烏梅)
- **꽃말** : 고결·미덕·정정·고귀·결백
- **다른 이름** : 매화수·품자매·녹갈매

▶ 채취

1. 열매·뿌리.
2. 매실은 6월 중순 이후에 푸른 청매(靑梅)를 따서 쓴다.

▶ 효소 만들기

푸른 청매를 따서 물로 씻고 물기를 뺀다. 푸른 청매 양만큼 흰 설탕을 넣는다. 100일 동안 재어 발효를 시킨다. 100일 후 매실의 씨를 제거하여 버리고 저온으로 숙성하여 효소 1에 생수를 5를 희석해서 먹는다.

▶ 식용

1. 매실은 신맛 때문에 진액이 빠져 나가고 치아나 뼈가 상할 수 있기 때문에 생으로 먹지 않는다.
2. 일본인은 생선회·주먹밥·도시락에 매실장아찌(우메보시)를 곁들이거나 넣어 먹는다.

▶ 이용 및 효능

1. **한방**에서 오매(烏梅)라 부른다. 위를 다스리는 데 다른 약재와 쓴다.
2. 위장병·복통·구갈·해수·이질·설사·수렴·구충.

▶ 약리 작용 _ 항진균 작용·살충 작용.

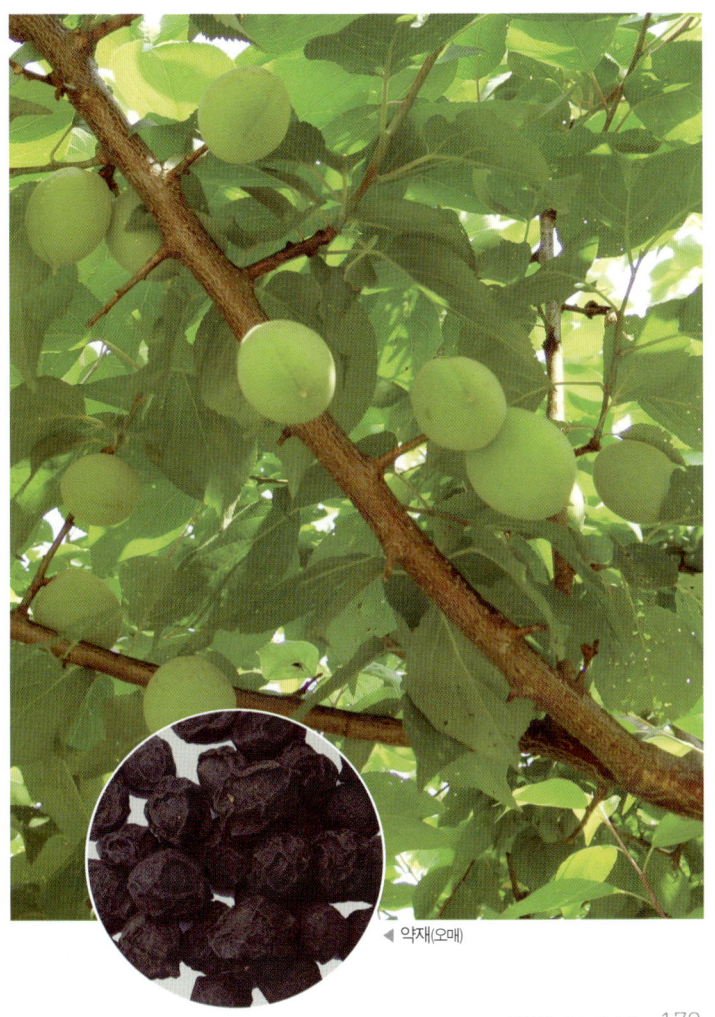

◀ 약재(오매)

뽕나무 (뽕나무과)

- **학명**: Morus alba Linne **한약명**: 상근피(桑根皮) · 상백피(桑白皮) · 상심 · 상지(桑枝) · 상화 · 상엽 **다른 이름**: 상 · 상수 · 지상 · 백상 · 오디나무 · 뽕 · 오디 · 상토 · 상목

▶ 채취

1. 꽃 · 잎 · 줄기껍질 · 뿌리껍질 · 열매.
2. 가을에 잎은 서리가 내린 뒤 따서 그늘에, 뿌리는 수시로 캐어 껍질을 벗겨 햇볕에 말려서 쓴다.

▶ 효소 만들기

여름에 검게 익은 오디를 채취하여 항아리에 넣고 황설탕으로 만든 시럽이나 황설탕 80%를 재어 밀봉하여 100일 동안 발효시킨 후에 3개월~1년 동안 숙성시킨 후 효소 1에 생수 5를 희석해서 먹는다.

▶ 식용 및 장아찌 만들기

1. 봄에 어린순을 따서 그늘에 말려서 용기에 담아 놓고 보관하여 차로 먹거나 검게 잘 익은 오디를 따서 생으로 먹는다.
2. 뽕잎을 뜯어 깻잎처럼 양념에 재어 1개월 후에 먹는다.

▶ 이용 및 효능

1. **한방**에서 잎을 상엽, 줄기를 상지, 뿌리를 상백피라 부른다. 당뇨병이나 폐질환을 다스리는 데 다른 약재와 처방한다.
2. 당뇨병 · 관절염 · 류머티즘 · 해열 · 진해 · 거담 · 기침 · 해수.

▶ 약리 작용 _ 혈압 강하 · 이뇨 작용 · 진정 작용 · 항균 작용.

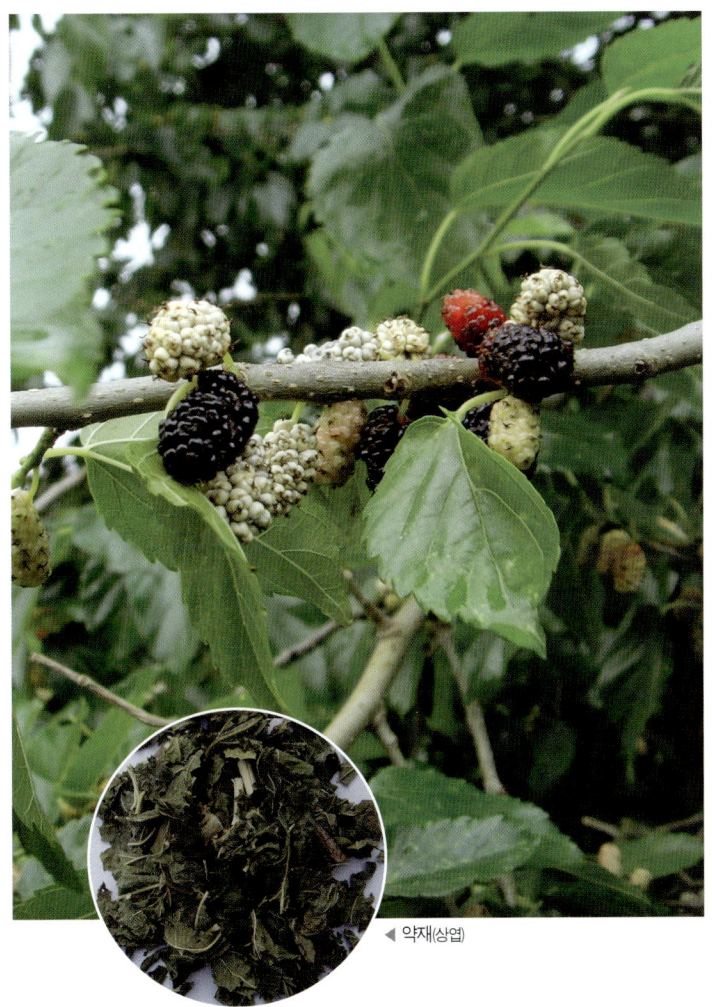
◀ 약재(상엽)

마가목 (장미과)

- **학명**: Sorbus commixta Hedl.
- **한약명**: 천산화추(天山花楸)   **다른 이름**: 정공피 · 정공등 · 백화화추 · 산화추

▶ 채취
1. 꽃 · 잎 · 줄기 · 뿌리껍질 · 열매.
2. 봄에 신선한 잎을 채취하여 그늘에, 가을에 줄기껍질과 성숙된 붉은 열매를 채취하여 햇볕에 말려서 쓴다.

▶ 효소 만들기
가을에 빨갛게 익은 열매를 항아리에 넣고 황설탕으로 만든 시럽이나 황설탕에 70%를 재어 밀봉하여 100일 동안 발효시킨 후에 3개월~1년 이상 숙성시킨 후에 효소 1에 생수 5를 희석해서 먹는다.

▶ 식용
봄에 새순을 채취하여 끓는 물에 살짝 데쳐 나물로 무쳐 먹는다.

▶ 이용 및 효능
1. 한방에서는 줄기 껍질을 정공피로 기관지염과 폐 질환을 다스리는 데 다른 약재와 처방한다.
2. 기침 · 기관지염 · 비염 · 폐질환 · 강장 · 진해 · 이뇨 · 거담 · 중풍 · 신체허약 · 요슬통.

▶ 약리 작용 _ 항염 작용.

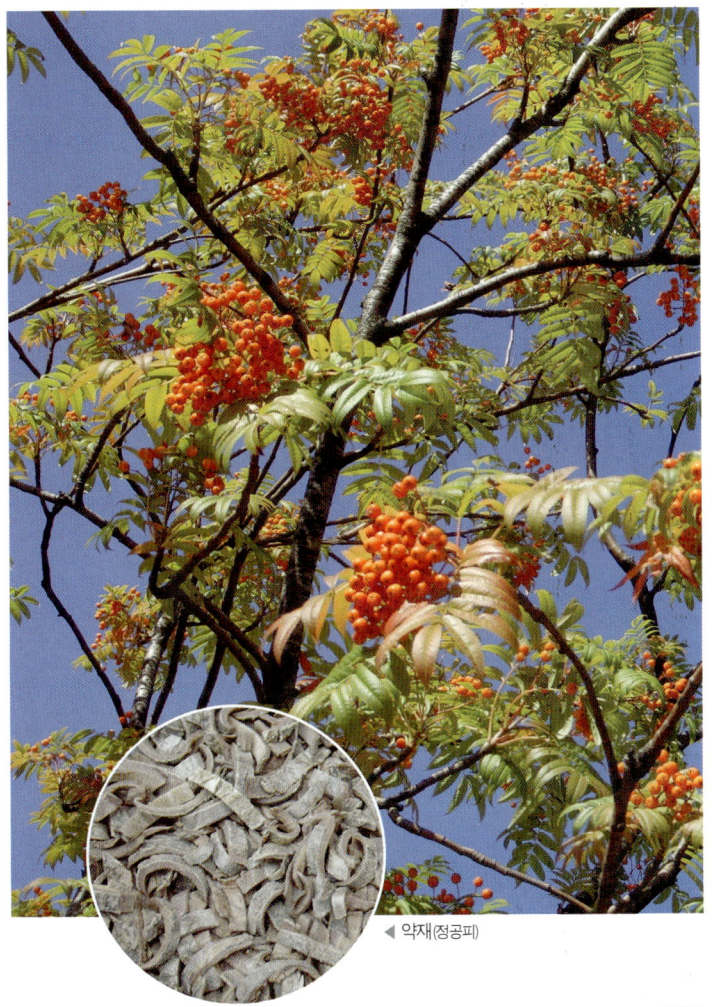

◀ 약재(정공피)

무화과 (뽕나무과)

- **학명** : Ficus carica L.
- **한약명** : 무화과(無花果) · **다른 이름** : 천생자(天生子)

▶ 채취

1. 열매 · 잎
2. 초여름에 열매가 익기 시작해서 여름 내내 쉬지 않고 열매를 맺기 때문에 열매가 익으면 금세 무르고 상하기 때문에 바로바로 따서 쓴다.

▶ 효소 만들기

초여름에 잘 익은 열매를 따서 항아리에 넣고 황설탕으로 만든 시럽이나 황설탕에 70%를 재어 밀봉하여 100일 동안 발효시킨 후에 3개월~1년 이상 숙성시킨 후에 효소 1에 생수 5를 희석해서 먹는다.

▶ 식용 및 고약 만들기

1. 초여름에 잘 익은 열매를 따서 껍질째 먹거나 껍질을 벗겨 먹는다.
2. 초여름에 잘 익은 열매를 따서 잼으로 먹는다.
3. 초여름에 열매를 따서 햇빛에 말려서 고약을 만든다.

▶ 이용 및 효능

1. 한방에서 말린 것을 무화과라 부른다. 종기를 다스리는 데 다른 약재와 처방한다.
2. 암 · 종양 · 이뇨 · 부종.

▶ 약리 작용 _ 항암 작용.

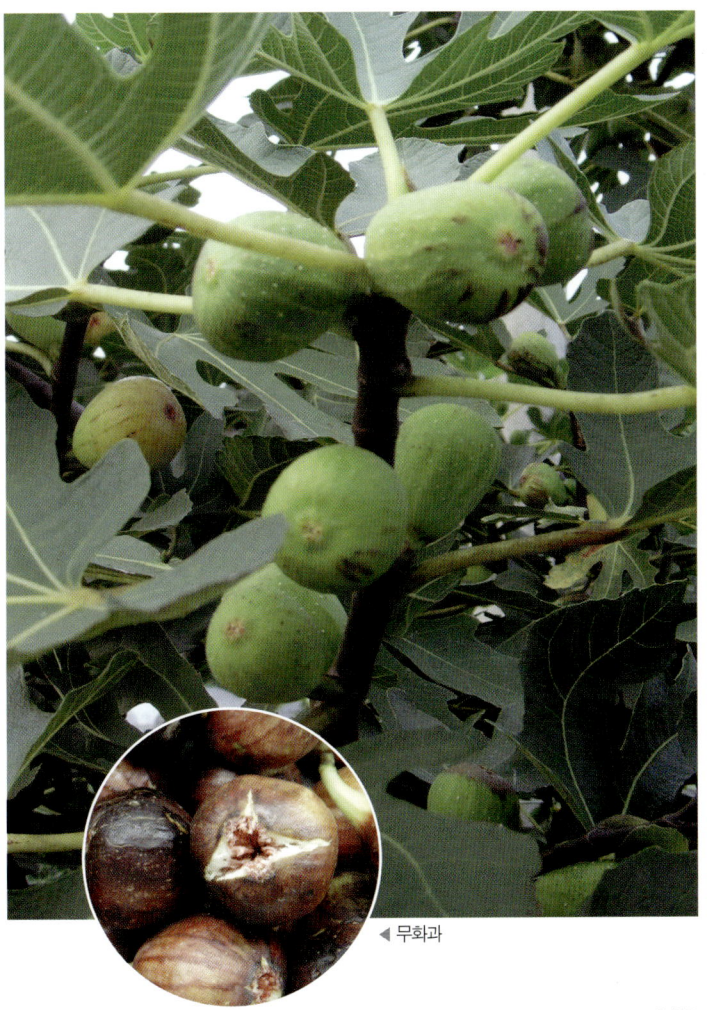

◀ 무화과

두릅나무 (두릅나무과)

- **학명** : Aralia elata (Miq.) Seem.
- **한약명** : 자노아(刺老鴉)
- **다른 이름** : 총목피(楤木皮) · 두릅나무 · 민두릅나무 · 총목 · 자노아 · 총근피

▶ 채취

1. 새싹 · 줄기껍질 · 뿌리껍질 · 열매.
2. 이른 봄에 새싹은 2번 딸 수 있다. 10cm 미만으로 잎이 피기 전에 채취해야 향과 맛이 좋다.

▶ 효소 만들기

봄에 새싹을 따서 항아리에 넣고 황설탕으로 만든 시럽이나 황설탕 30%를 재어 밀봉하여 100일 동안 발효시킨 후 3개월~1년 동안 숙성시킨 후 효소1에 생수5를 희석해서 먹는다.

▶ 식용

이른 봄에 새싹을 따서 끓는 물에 살짝 데쳐서 초고추장에 찍어 먹거나 석쇠에 구워서 양념장에 찍어 먹는다.

▶ 이용 및 효능

한방에서 부리 껍질 또는 줄기 껍질을 총목피라 부른다. 주로 기운이 허약하고 신경 쇠약이나 신의 기능 허약으로 양기가 부족할 때 다른 약재와 처방한다.

▶ 약리 작용 _ 혈당 강하 · 항염 작용 · 발암 물질 활동 억제.

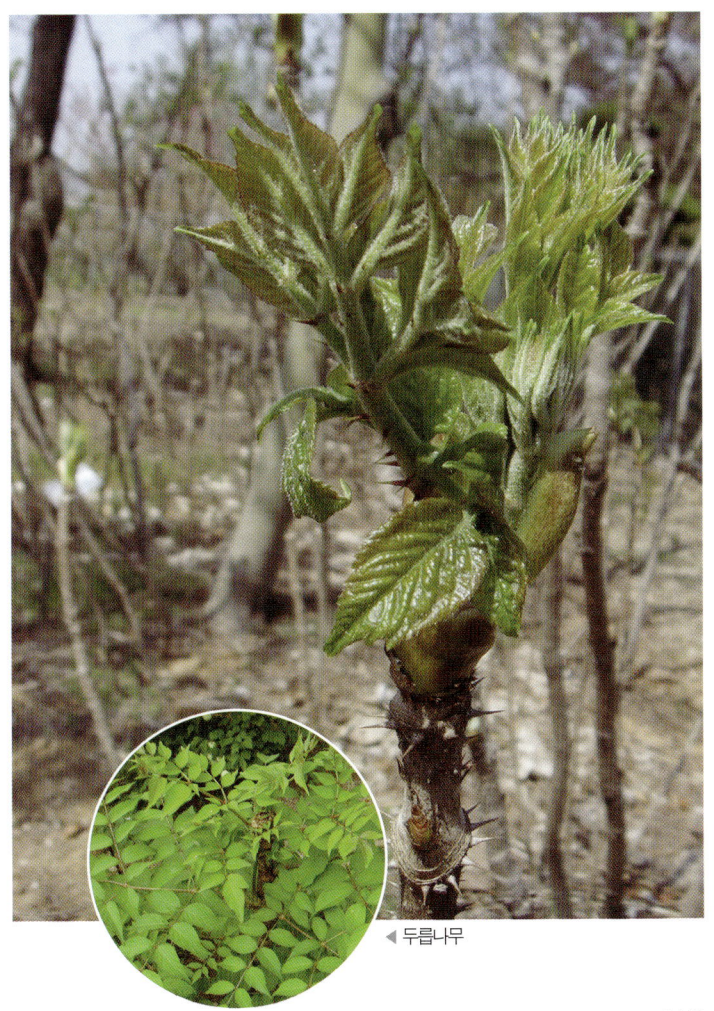
◀ 두릅나무

담쟁이덩굴 (포도과)

- **학명** : Parthenocis-sus tricuspidata(S.et Z.) Plinch.
- **한약명** : 지금(地錦) · **다른 이름** : 석벽려

▶ 채취

1. 줄기 · 열매 · 뿌리.
2. 도심이나 도로가에서 시멘트를 타고 올라간 것은 약초로 쓰지 않는다. 산 속에서 소나무나 참나무를 타고 올라가는 것을 겨울에 줄기는 겉껍질을 벗겨 버리고 속껍질과 열매 · 뿌리를 캐서 햇볕에 말려서 쓴다.

▶ 효소 만들기

줄기는 속껍질을, 열매는 검게 익었을 때 항아리에 넣고 황설탕으로 만든 시럽이나 황설탕 80%를 재어 밀봉하여 100일 동안 발효시킨 후 3개월~1년 이상 숙성시킨 후에 효소 1에 생수 5를 희석해서 먹는다.

▶ 식용 _ 일본에서는 담쟁이덩굴 줄기에서 나오는 즙액으로 감미료의 재료로 쓴다.

▶ 이용 및 효능

1. **한방**에서 뿌리와 줄기를 말린 것을 지금이라 부른다. 종양을 다스리는 데 다른 약재와 처방한다.
2. 암 · 관절염 · 진통 · 통증 · 이뇨 · 요로감염증 · 편두통.

▶ 약리 작용 _ 이뇨 작용 · 혈당 강하 · 지혈 작용.

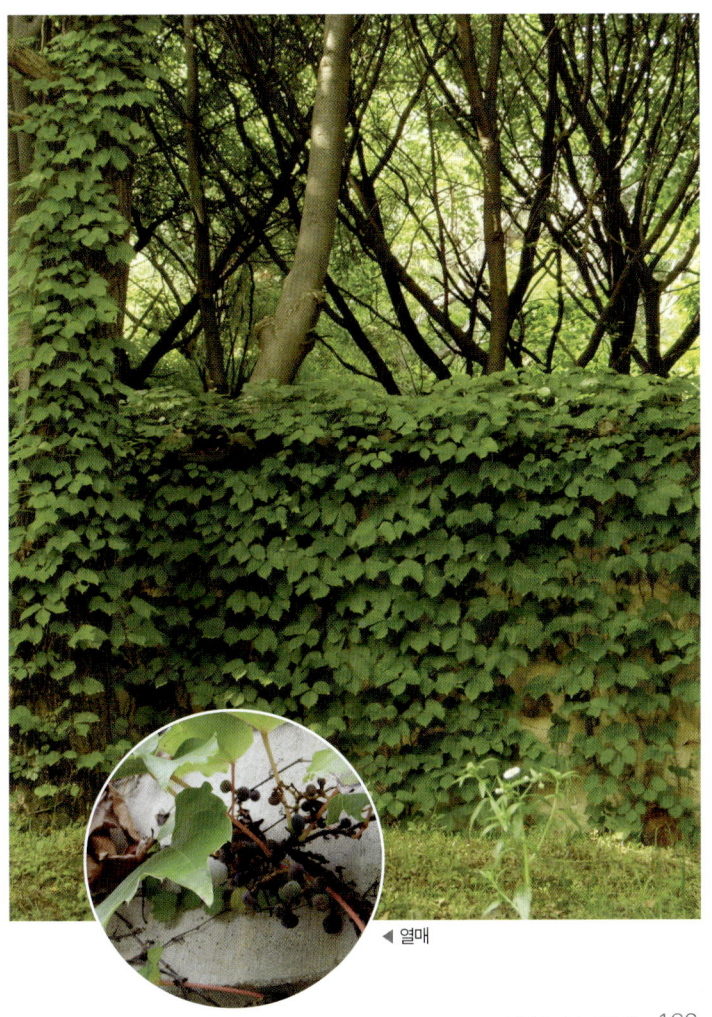

◀ 열매

골담초(콩과)

- **학명**: Caragana sinica(Buchoz) Rehder
- **한약명**: 골담근(骨擔根)
- **다른 이름**: 판삼·금작근(金雀根)·토향기·야황기·금작화·금작목

▶ 채취
1. 꽃·뿌리.
2. 가을에 뿌리를 캐어 햇볕에 말려서 쓴다.

▶ 효소 만들기
봄에 노랗게 핀 꽃을 따서 항아리에 넣고 황설탕으로 만든 시럽이나 황설탕 50%를 재어 밀봉하여 100일 동안 발효시킨 후 3개월~1년 이상 숙성시킨 후에 효소 1에 생수 5를 희석해서 먹는다.

▶ 식용
1. 봄에 꽃을 따서 먹는다.
2. 봄에 꽃을 따서 무침·샐러드·비빔밥·떡·튀김으로 먹는다.

▶ 이용 및 효능
1. 한방에서 뿌리를 골담근이라 부른다. 뼈를 다스리는 데 다른 약재와 처방한다.
2. 두통·신경통·관절염·혈액 순환·해수·통풍·해소·대하·고혈압·청폐·활혈.

▶ 약리 작용 _ 항염증 작용·혈압 강하.

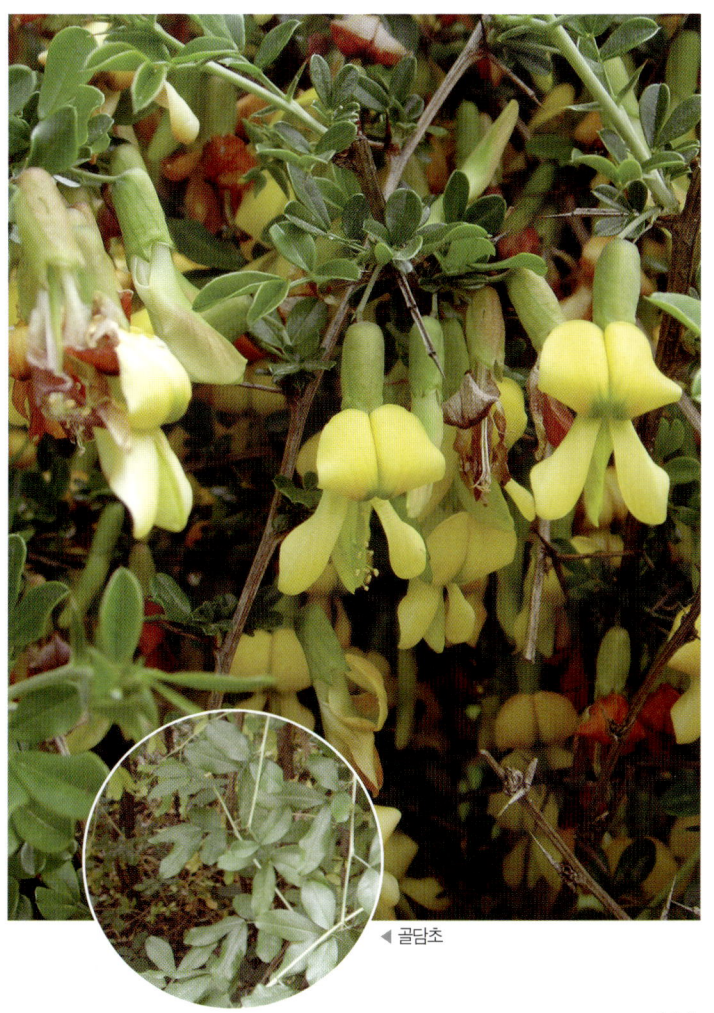

◀ 골담초

꾸지뽕나무 (뽕나무과)

- **학명** : Cudrania tricuspidata Bureau **한약명** : 자목(柘木) · 자목백피(柘木白皮) · 자수경렵 · 자수과실 **다른 이름** : 돌뽕나무 · 활뽕나무 · 가시뽕나무 · 상자 · 자황

▶ 채취

1. 잎 · 줄기 · 열매 · 뿌리.
2. 부위별로 목질부 · 뿌리껍질 · 잎 · 줄기를 채취하여 그늘에 말려서 쓴다.

▶ 효소 만들기

봄에는 잎을, 가을에는 잘 익은 성숙된 열매를 따서 항아리에 넣고 황설탕으로 만든 시럽이나 황설탕 50~80%를 재어 밀봉하여 100일 동안 발효시킨 후에 3개월~1년 이상 숙성시킨 후에 효소 1에 생수 5를 희석해서 먹는다.

▶ 식용 및 장아찌 만들기

봄에 잎을 따서 끓는 물에 살짝 데쳐서 무쳐 먹는다. 또는 깻잎처럼 양념간장에 재어 1개월 후에 장아찌로 먹는다.

▶ 이용 및 효능

한방에서 꾸지뽕나무 목질부를 자목, 줄기 껍질과 뿌리 껍질을 자목백피, 줄기와 잎을 자수경엽으로 부른다. 암을 다스리는 데 다른 약재와 처방한다.

▶ 약리 작용 _ 항암 작용.

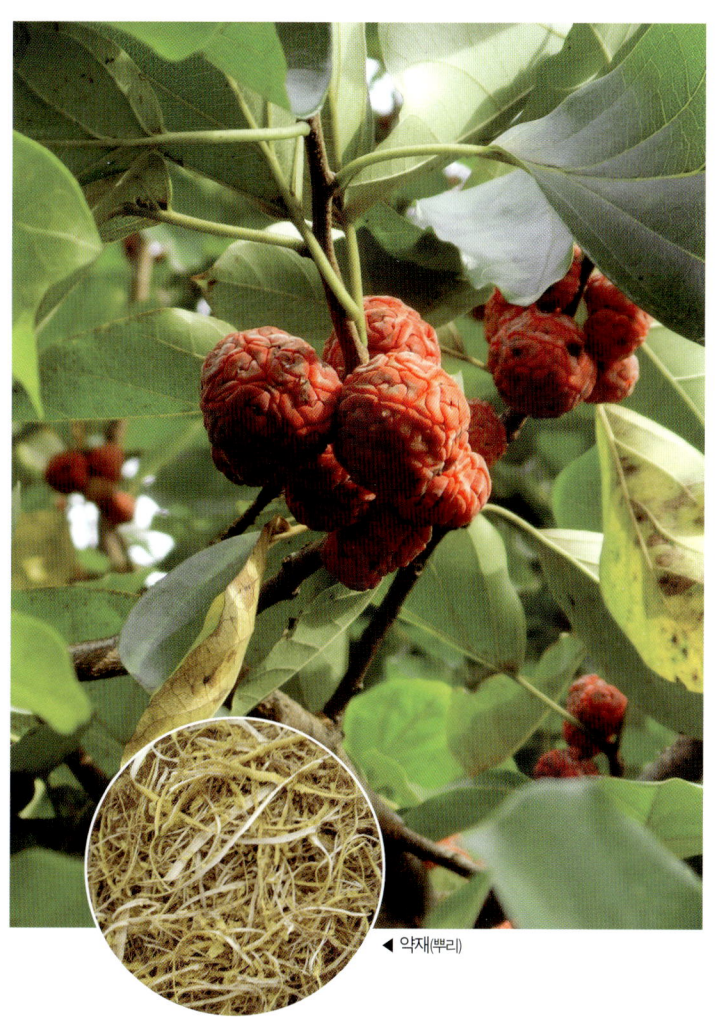

◀ 약재(뿌리)

사과나무 (능금나무과)

- **학명** : Malus pumila
- **한약명** : 평과(苹果)   · **다른 이름** : 사과

▶ 채취
1. 열매.
2. 사과껍질을 그늘에 말려서 쓴다.

▶ 효소 만들기
가을에 잘 익은 성숙된 사과 열매를 반으로 잘라 항아리에 넣고 황설탕으로 만든 시럽이나 황설탕으로 만든 시럽이나 황설탕 110%를 넣고 밀봉하여 100일 동안 발효시킨 후에 효소 1에 생수 5를 희석해서 먹는다.

▶ 식용 및 고약 만들기
1. 가을에 성숙된 잘 익은 열매를 따서 생으로 먹는다.
2. 사과는 씨를 빼고 강판에 갈아 사과 잼을 만들어 먹는다.
3. 잘 익은 열매를 오래 달여 고약을 만든다.

▶ 이용 및 효능
1. **한방**에서 평과로 부른다. 폐와 변비를 다스리는 데 다른 약재와 처방한다.
2. **민간**에서 사과로 연고를 만들어 화상에 쓴다.
3. 당뇨병 · 복통 · 폐질환 · 변비 · 이질 · 구토 · 구충 · 정혈 · 하리.

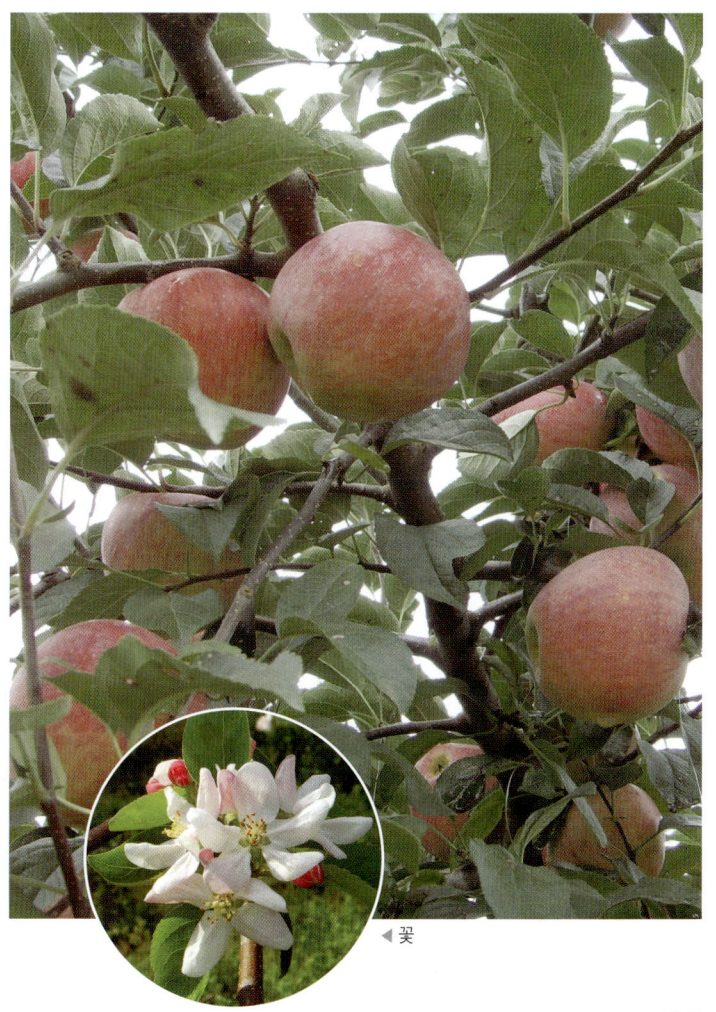

◀ 꽃

산수유나무 (층층나무과)

- **학명**: Cornus officinalis Sieb. et Zucc.   **한약명**: 산수유(山茱萸)   **다른 이름**: 수유 · 산채황 · 실조아수 · 산대추나무 · 산조인 · 멧대추나무

▶ 채취

1. 열매.
2. 가을에 붉게 익은 성숙한 열매를 채취하여 씨를 빼고 햇볕에 말려 쓴다.

▶ 효소 만들기

가을에 붉게 잘 익은 열매를 따서 씨를 뺀 후 항아리에 넣고 황설탕으로 만든 시럽이나 황설탕으로 만든 시럽이나 황설탕 80%를 넣고 밀봉하여 100일 동안 발효시킨 후에 효소 1에 생수 5를 희석해서 먹는다.

▶ 이용 및 효능

1. **한방**에서 열매를 산수유라 부른다. 잘 익은 열매를 따서 씨를 빼고 말려서 쓴다. 신장을 다스리는 데 다른 약재와 처방한다.
2. **민간**에서 스태미나를 강화시키는 데 쓴다.
3. 정력 증강 · 보신 · 장양 · 조뇨 · 야뇨증 · 조루증 · 요통 · 관절염 · 어지럼증 · 이명 · 식은땀 · 구갈 · 다한 · 소변빈삭 · 이뇨 · 요통 · 월경 과다.

▶ 약리 작용 _ 항균 작용 · 혈압 강하 · 부교감신경 흥분 작용.

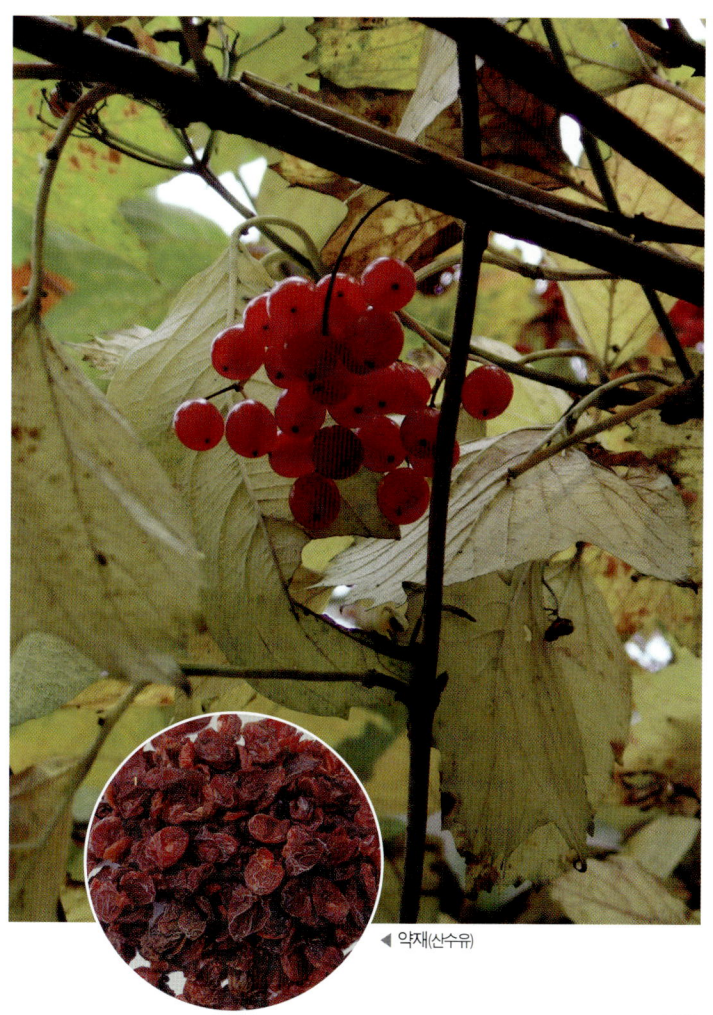

◀ 약재(산수유)

소나무(소나무과)

· **학명** : Pinus densiflora S. et Z. · **한약명** : 송절(松節) · **다른 이름** : 솔 · 솔남 · 소오리
남 · 적송 · 육송 · 흑송 · 해송 · 반송 · 여송 · 미인송 · 군자목 · 정목 · 백장목 · 호피송, 백송

▶ 채취

1. 꽃가루 · 잎 · 줄기에서 흘러나온 수지. 소나무의 가지가 갈라지는 관솔 부위.
2. 4~5월 개화시에 꽃가루를 채취하여 그늘에서 말려서 쓴다. 소나무 가지의 관솔 부위, 줄기에서 흘러나온 수지와 잎은 1년 중 어느 때나 줄기에서 채취하여 쓴다.

▶ 효소 만들기

4월에 소나무 솔잎 새순을 채취하여 항아리에 넣고 황설탕으로 만든 시럽이나 황설탕 25%를 재어 100동안 밀봉하여 발효시킨 후 3개월~1년 이상 숙성 시킨 후 효소1에 생수 5를 희석하여 먹는다.

▶ **식용** _ 전통 민속식품으로 송화가루를 꿀이나 조청에 반죽하여 다식판에 찍은 송화다식 · 솔잎떡 · 솔잎죽 등을 만들어 먹었다.

▶ 이용 및 효능

1. **한방**에서 송절로 부른다. 관절염을 다스리는 데 다른 약재와 처방한다.
2. **민간**에서 치주염에는 어린 솔방울을 달인 물로 입 안을 수시로 헹군다.

▶ **약리 작용** _ 인적(引赤) 작용 · 항알레르기 작용.

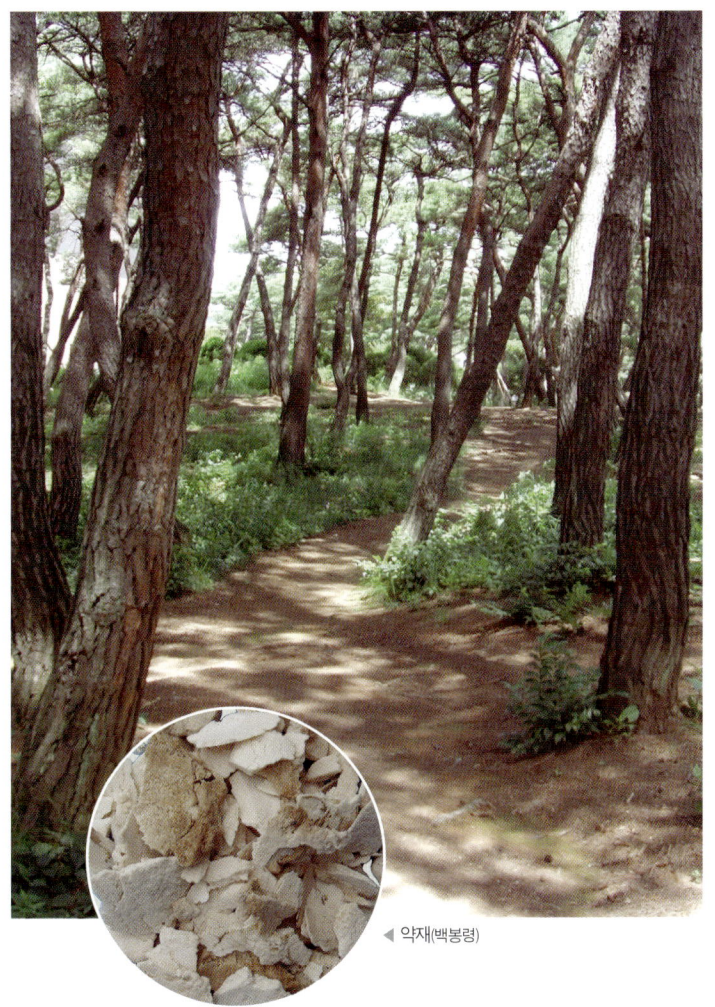

◀ 약재(백봉령)

잣나무(소나무과)

- **학명** : Pinus koraiensis S. et Z.
- **한약명** : 해송자(海松子) · **다른 이름** : 백자목 · 홍송 · 과송 · 오엽송 · 신라송

▶ 채취

1. 종자 · 뿌리.
2. 9~10월에 종자를 따서 햇볕에 쓴다. 뿌리를 수시로 캐어 햇볕에 말려서 쓴다.

▶ 효소 만들기

잣나무순를 채취하여 항아리에 넣고 황설탕 25%를 재어 밀봉하여 100일 동안 발효시킨 후 3개월~1년 이상 숙성시킨 후에 효소 1에 생수 5를 희석해서 먹는다.

▶ 식용

1. 잣은 각종 요리에 약방 감초처럼 쓴다.
2. 열매는 껍질을 벗긴 후에 생식으로 먹을 수 있고, 잣죽 · 강정 · 전통차나 수정과 식혜에 잣을 띄워 먹었다. 신선로에서 은행과 함께 없어서는 안 되는 재료이다.

▶ 이용 및 효능

1. **한방**에서 잣을 '해송자 · 송자인' 이라 부른다. 대표적인 자양, 강장제로 쓴다. 폐와 장을 다스리는 데 다른 약재와 처방한다.
2. **민간**에서 잎은 말려서 가루내어 먹었고 · 티눈에 송진을 붙였다.

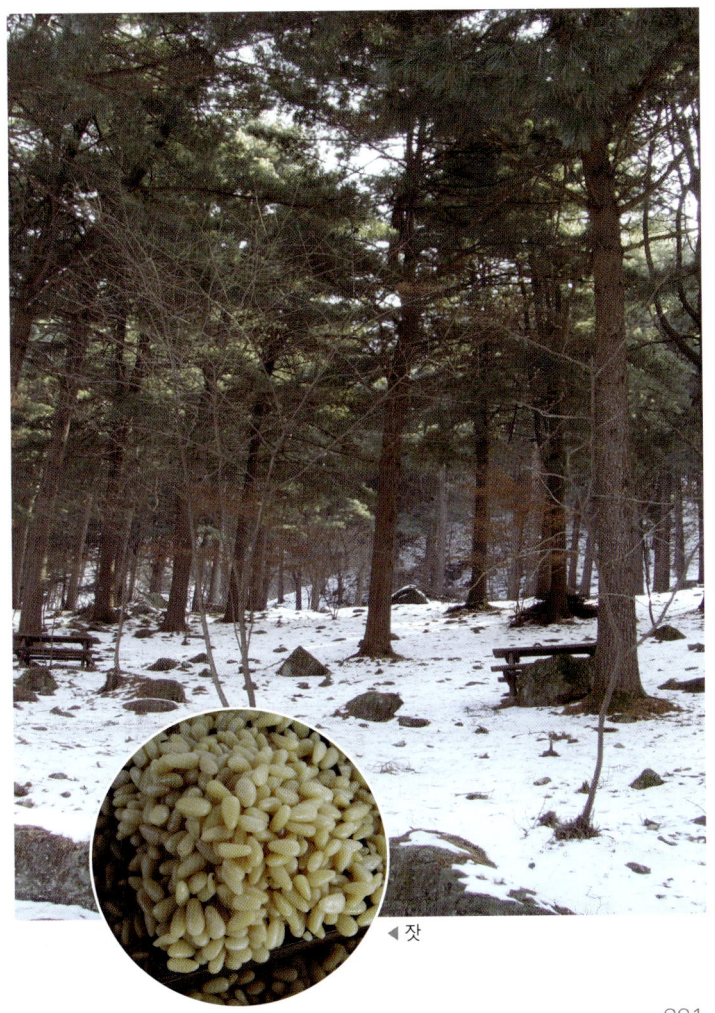

◀ 잣

호두나무 (가래나무과)

- **학명** : Juglans regia L.var.orientalis(Dode) Kitamura(J. sinensis Dode)
- **한약명** : 호도(胡桃)   · **다른 이름** : 화경에서 만세자

▶ 채취

1. 종자 · 줄기 껍질 · 뿌리.
2. 가을에 열매를 따서 겉껍질을 벗기고 단단한 외피를 깨고 속알맹이를 쓴다. 줄기껍질은 수시로 채취하여 그늘에서 말려서 쓴다.

▶ 식용 _ 가을에 열매를 따서 겉껍질을 벗기고 단단한 외피를 깨고 속알맹이만을 먹는다.

▶ 호도유 만들기

1. 호두 속 알맹이를 쌀뜸물로 법제하여 호두유를 만든다.
2. 밥솥에 쌀을 적당히 넣고 물을 많이 부어서 끓기 시작하면 호두 알맹이를 보자기에 싸서 밥물에 잠기게 하여 쪄서 말리기를 3번 반복한다.
3. 3번 찐 것을 완전히 건조시켜서 기름집에서 살짝 볶아서 기름을 짜면 호두유가 된다.

▶ 이용 및 효능

1. **한방**에서 속알갱이를 속씨를 호도인라 부른다. 폐질환을 다스리는 데 다른 약재와 처방한다.
2. **민간**에서 우울증에 호두 2개, 기침에는 호두유를 먹는다.

▶ 약리 작용 _ 소염 작용 · 살균 작용.

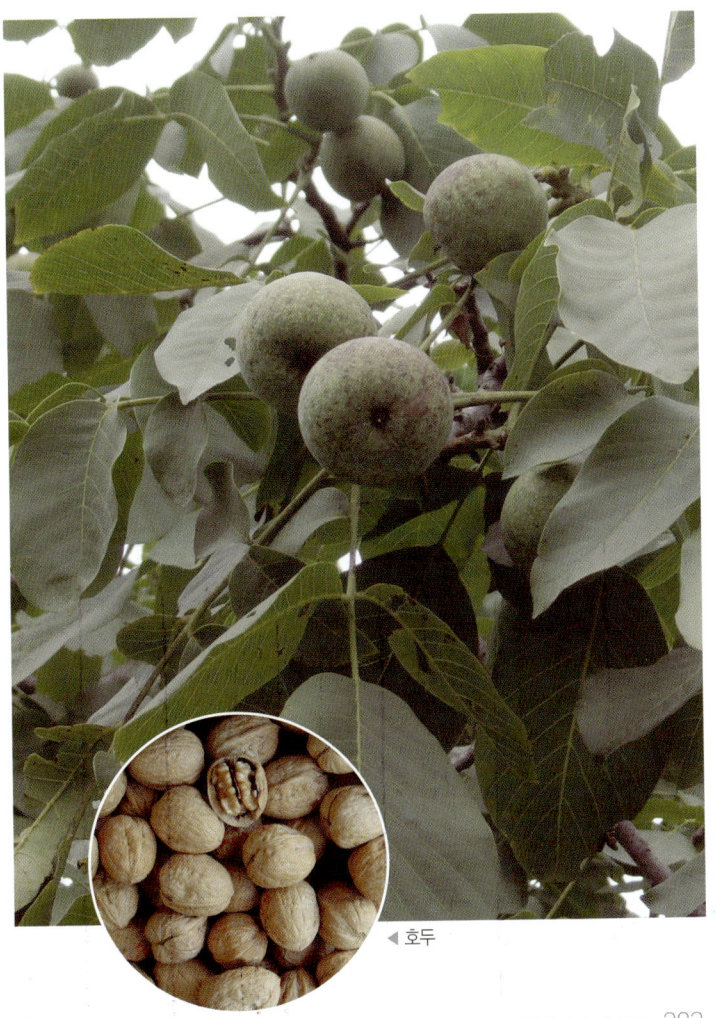

◀ 호두

상수리나무(참나무과)

- **학명**: Quercus acutissima Carr.
- **한약명**: 상실(橡實) · **다른 이름**: 상실각 · 상목피

▶ 채취

1. 열매 · 줄기 껍질 · 깍정이.
2. 가을에 열매를 따서 햇볕에 말려서 껍질을 제거한 후에 쓴다.

▶ 도토리 만들기

가을에 도토리 열매를 따서 햇볕에 말려 가루내어 도토리묵을 만든다.

▶ 식용

도토리묵으로 먹는다.

▶ 이용 및 효능

1. **한방**에서 상실(橡實)이라 부른다. 종기를 다스리는 데 다른 약재와 처방한다.
2. **민간**에서 장이나 간장을 담글 때는 나쁜 냄새를 빨아내기 위해 참나무 숯을 띄웠다. 떡갈나무 잎으로 떡을 싸서 보관했다.
3. 열매(탈항 · 치질) · 깍정이(수렴 · 지혈 · 장풍하열) · 줄기 껍질(나력 · 악창).

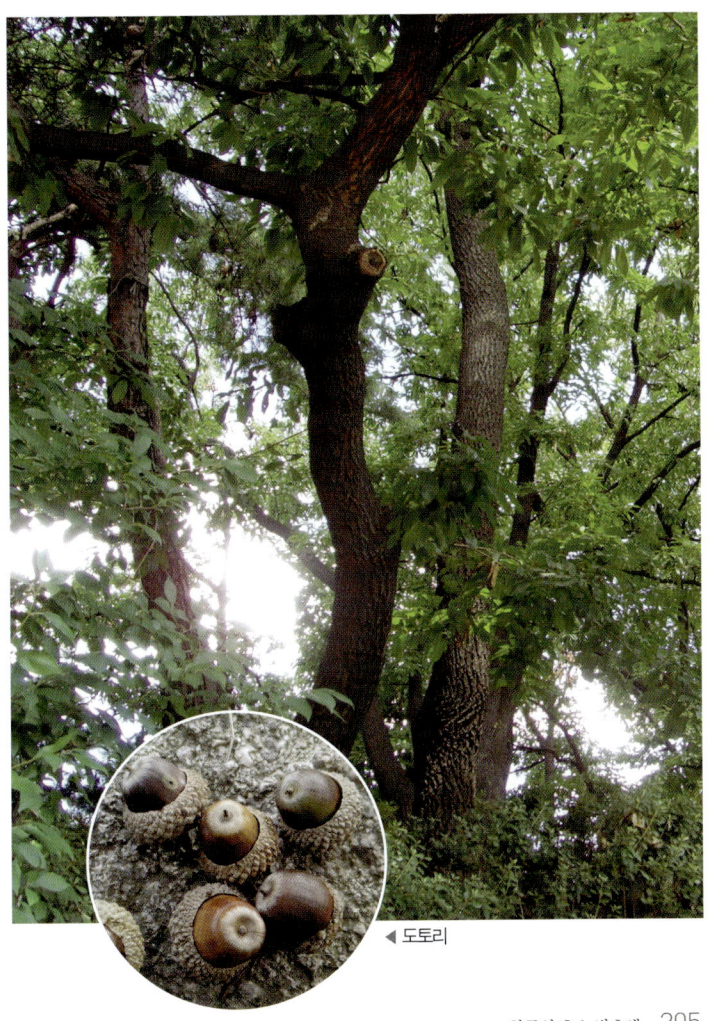

◀ 도토리

겨우살이 (겨우살이과)

- **학명**: Viscum album L. var. ciloratum (Komar.) Ohwi
- **한약명**: 곡기생(槲寄生)
- **다른 이름**: 동청 · 곡기생(참나무) · 상기생(뽕나무) · 기생초 · 황금가지

▶ 약초 만들기

1. 줄기, 잎.
2. 이른 봄과 겨울에 줄기와 잎을 채취하여 햇볕에 말려서 쓴다.
3. 겨우살이를 채취할 때는 긴 장대를 이용한다. 참나무에 기생하는 겨우살이는 열매가 맺는 11월부터 이듬해 1월까지 채취한 것을 약재로 쓴다.

▶ 효소 만들기

겨울에 겨우살이를 통째로 따서 황금색이 될 때까지 햇볕에서 말려서 항아리에 넣고 황설탕으로 만든 시럽이나 황설탕 30%를 재어 밀봉하여 100일 동안 발효시킨 후에 3개월~1년 이상 숙성시킨 후 효소 1에 생수 5를 희석해서 먹는다.

▶ 식용

겨우살이는 독성이 없기 때문에 반드시 황금색으로 변한 것을 끓는 물이 섭씨 80도 물에 담가 우려내어 먹는다.

▶ 이용 및 효능

한방에서 겨우살이라 부른다. 암을 다스리는 데 다른 약재와 처방한다.

▶ **약리 작용** _ 항암 작용 · 혈압 강하 · 이뇨 작용 · 항균 작용.

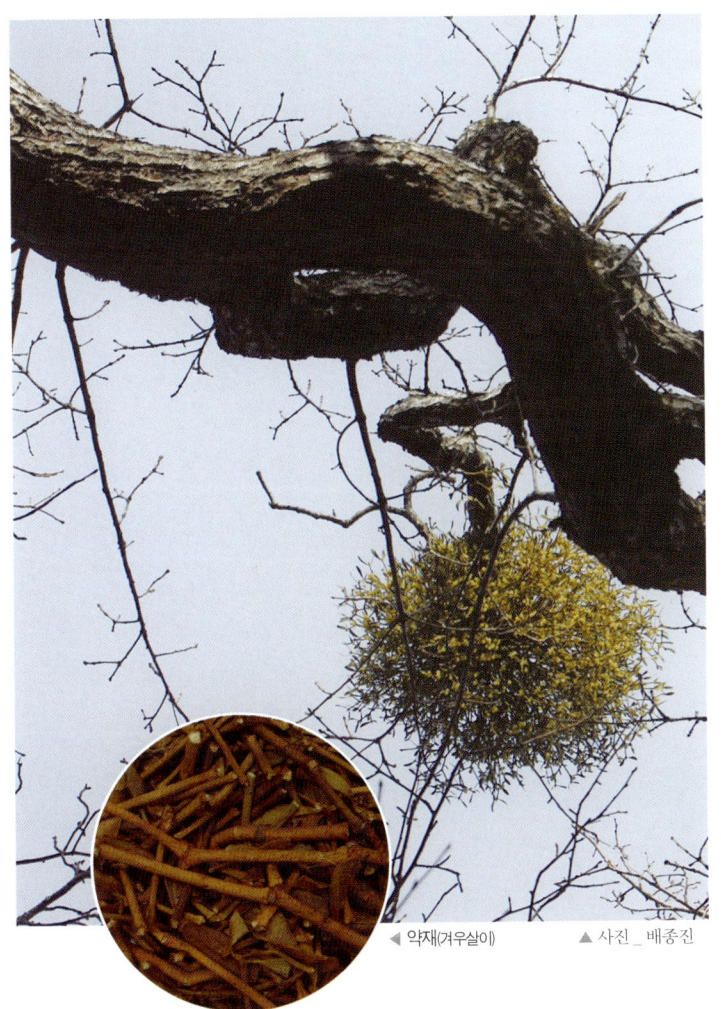

◀ 약재(겨우살이)　　▲ 사진 _ 배종진

생강나무 (녹나무과)

- **학명** : Lindera obtusiloba Blume
- **한약명** : 삼찬풍(三鑽風)
- **다른 이름** : 삼찬풍(三鑽風) 황매목 · 단향매 · 개동백 · 아기나무 · 새앙나무 · 산동백

▶ 채취

1. 꽃봉오리 · 잎 · 열매 · 잔가지 · 줄기 껍질 · 뿌리.
2. 꽃봉오리는 꽃이 피기 전에 따서 그늘에 가을부터 이듬해 봄까지 잔가지와 뿌리는 채취하여 껍질을 벗겨서 잘게 썰어 햇볕에 말려서 쓴다.

▶ 효소 만들기

봄에 잎을 채취하여 물에 씻고 물기를 뺀 다음 항아리에 넣고 황설탕으로 만든 시럽이나 황설탕에 50%를 재어 밀봉하여 100일 동안 발효시킨 후 3개월~1년 이상 속성시킨 후에 효소 1에 생수 5를 희석하여 먹는다.

▶ 식용 및 장아찌 만들기

1. 봄에 부드러운 잎을 따서 물에 씻은 후 끓은 물에 살짝 데쳐서 나물로 무쳐 먹는다. 된장이나 고추장에 찍어 쌈을 싸서 먹는다.
2. 봄에 어린순을 따서 양념장에 재어 1개월 후에 장아찌로 먹는다. 가을에 검은 열매로 기름을 짜서 생강유를 만들어 머릿기름으로 쓴다.

▶ 이용 및 효능

1. **한방**에서 줄기 껍질을 삼찬풍으로 부른다. 산후통을 다스리는 데 다른 약재와 쓴다. **민간**에서 생강나무는 여성의 산후병에 좋다.
2. 산후통 · 활혈 · 타박상 · 산어 · 소종 · 어혈 종통.

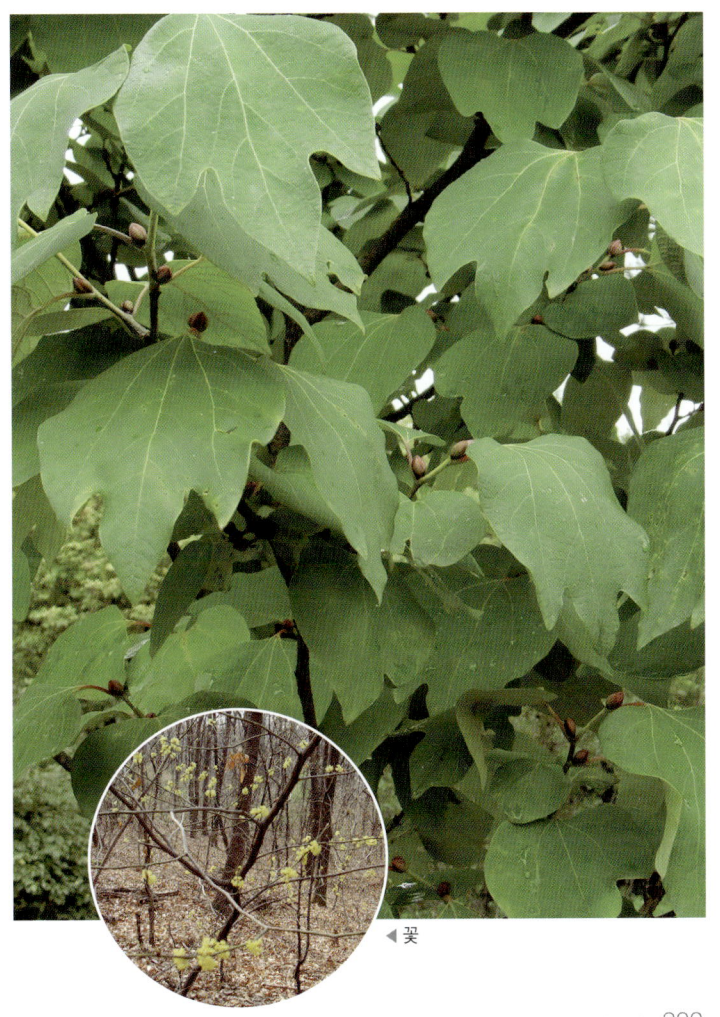

◀ 꽃

모과나무 (장미과)

- **학명** : Chaenomeles sinensis koehne　　· **한약명** : 모과(木瓜)
- **다른 이름** : 명사 · 목이 · 나무 참외 · 화리목 · 모개나무 · 추피모과 · 선모과 · 광피모과

▶ 채취

1. 꽃 · 잎 · 잔가지 · 열매 · 뿌리
2. 꽃과 잎을 따서 그늘에, 가을부터 이듬해 봄까지 잔가지를 채취하고, 뿌리를 캐어 햇볕에 말려서 쓴다. 가을에 열매가 약간 익었을 때 따서 끓는 물에 5~10시간 담갔다가 건져서 햇볕에서 말려서 쓴다.

▶ 효소 만들기

가을에 잘 익은 노란열매를 잘게 썰어 항아리에 넣고 황설탕으로 만든 시럽이나 황설탕 80%를 재어 밀봉하여 100일 동안 발효시킨 후에 3개월~1년 이상 숙성 시킨 후 효소 1에 생수 5를 희석하여 먹는다.

▶ 식용 _ 가을에 노랗게 잘 익은 열매를 따서 끓은 물에 10시간 정도 담근 후 썰어서 꿀에 재어 1개월 후에 먹는다.

▶ 이용 및 효능

1. **한방**에서 열매를 명사 또는 목이라 부른다. 천식이나 담을 다스리는 데 다른 약재와 처방한다.
2. **민간**에서 향기가 좋아 방향제로 쓴다. 많이 쓰고, 가을에 노랗게 익은 모과는 예로부터 차나 술로 담가 먹었다.

▶ 약리 작용 _ 거담 작용 · 항 경련 작용 · 근육 수축력 증가.

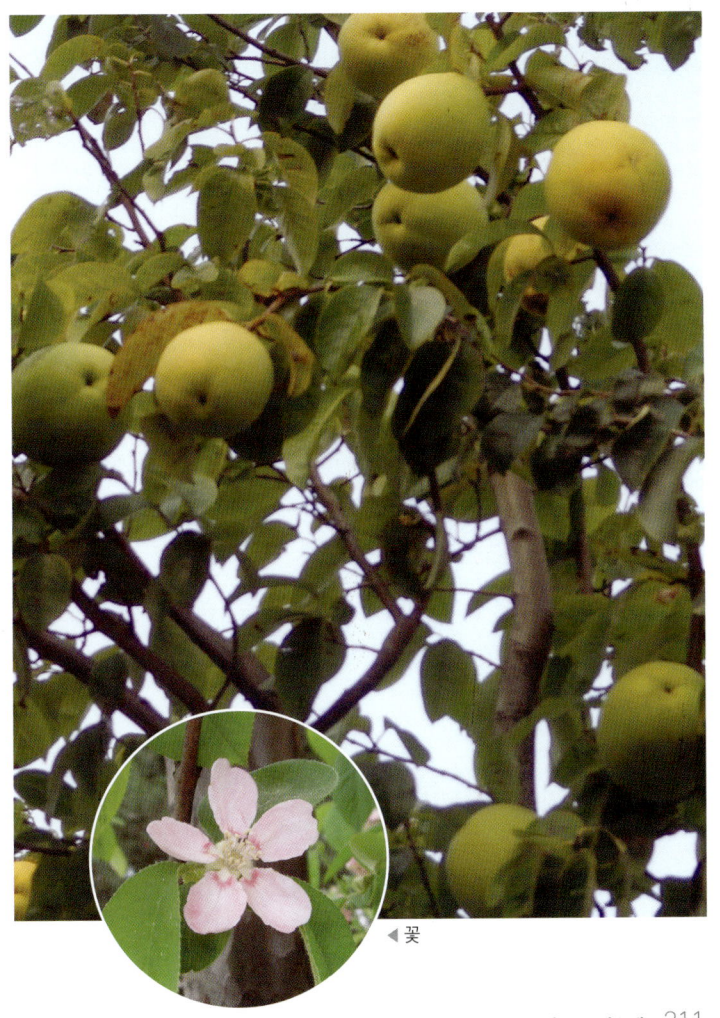
◀ 꽃

산사나무 (장미과)

- **학명**: Crataegus pinnatifida Bunge
- **한약명**: 산사(山査)
- **다른 이름**: 당구자·산리홍·산사자·산조홍·홍자과·야광나무·동배·뚱광나무·이광나무·아가위나무

▶ 채취

1. 꽃·잎·열매·가지·뿌리.
2. 봄에 부드러운 잎을 따서 그늘에, 가을~겨울까지 붉은색으로 성숙된 열매를 따서 쓰고, 뿌리를 캐어 햇볕에 말려서 쓴다.

▶ 효소 만들기

부드러운 잎이나 열매를 따서 항아리에 넣고 황설탕으로 만든 시럽이나 황설탕에 50%를 재어 밀봉하여 100일 동안 발효시킨 후 3개월~1년 동안 속성시킨 후 효소 1에 생수 5를 희석하여 효소 1에 생수 5를 희석하여 먹는다.

▶ 이용 및 효능

1. **한방**에서 열매를 산사자로 부른다. 식적을 없애고, 어혈을 푸는데 다른 약재와 처방한다.
2. **민간**에서 촌충구제에 쓰고 열매로 산사 주를 담가 먹는다.
3. 어혈·촌충구제·요통·담음·식적·하리.

▶ 약리 작용 _ 혈압 강하·항균 작용·수축 작용.

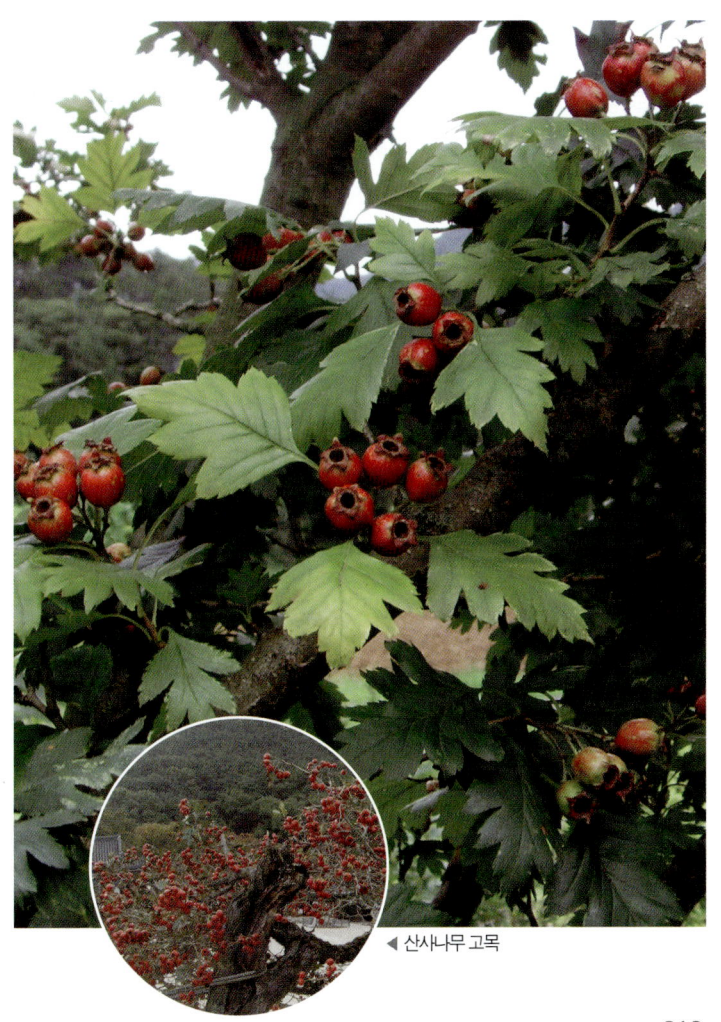
◀ 산사나무 고목

복숭아나무 (장미과)

- **학명**: Prunus persica (L.) Batsch
- **한약명**: 도인(桃仁) · **다른이름**: 복사나무 · 도 · 도화수 · 선목

▶ 채취

1. 꽃, 종자.
2. 봄에 꽃이 반쯤 피었을 때 따서 그늘에, 6~7월에 성숙한 열매를 따서 과육과 핵각을 제거하고 속씨를 취하여 햇볕에 말려서 쓴다.

▶ 효소 만들기

여름에 돌복숭아 열매를 따서 항아리에 넣고 황설탕으로 만든 시럽이나 황설탕 80%를 재어 밀봉하여 100일 동안 발효시킨 후 3개월~1년 이상 숙성시킨 후에 효소 1에 생수 5를 희석하여 효소 1에 생수 5를 희석하여 먹는다.

▶ 식용 _ 여름에 성숙된 열매를 따서 과육만 생으로 먹는다.

▶ 이용 및 효능

1. **한방**에서 복숭아 과실의 과육을 제외한 딱딱한 부분을 '도인'이라 부른다. 꽃잎이 반쯤 피었을 때 그늘에서 말린 백도화는 이뇨제로 쓰고, 폐를 다스리는 데 다른 약재와 처방한다.
2. **민간**에서 활짝 핀 꽃은 피부병에 열매는 통째로 말려 정신병에 쓴다.

▶ 약리 작용 _ 니코틴 해독 작용 · 기관지 수축 억제 작용 · 고지혈증 용해 작용.

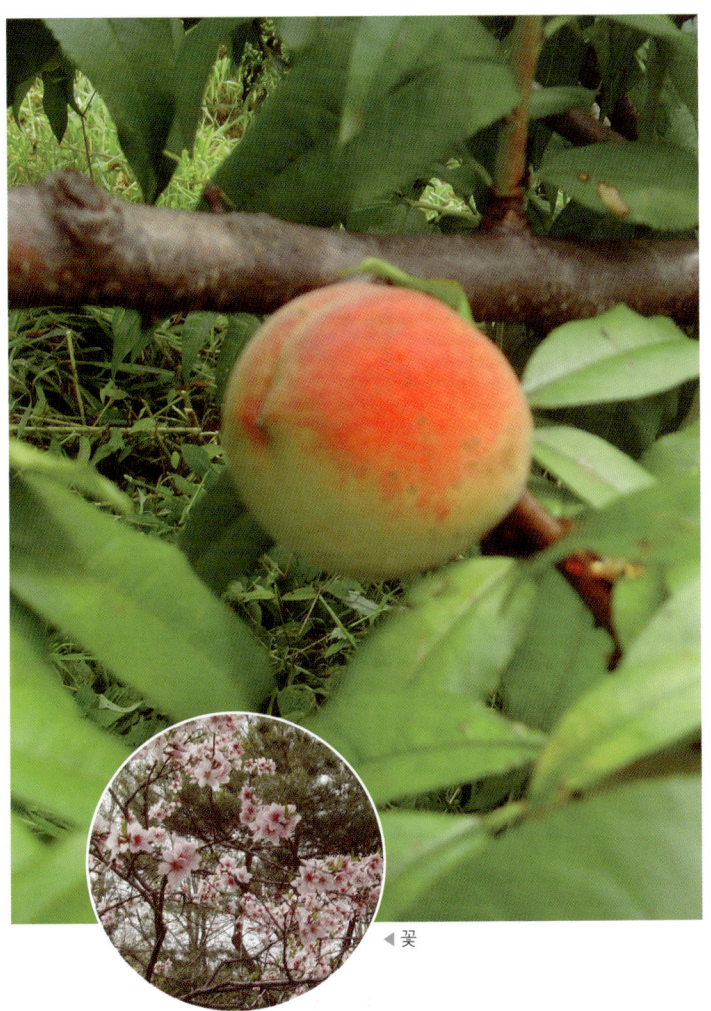
◀ 꽃

앵두나무(장미과)

- **학명**: Prunus tomentosa Thunb.
- **한약명**: 산앵도(山櫻桃)   · **다른 이름**: 산앵도

▶ 채취
1. 열매.
2. 늦은 봄에 성숙한 열매를 따서 과육과 핵각을 제거하고 속씨를 취하여 햇볕에 말려서 쓴다.

▶ 효소 만들기
늦은 봄에 빨갛게 잘 익은 열매를 따서 항아리에 넣고 황설탕으로 만든 시럽이나 황설탕 80%를 재어 밀봉하여 100일 동안 발효시킨 후 3개월~1년 이상 숙성시킨 후에 효소 1에 생수 5를 희석하여 효소 1에 생수 5를 희석하여 먹는다.

▶ 식용_ 늦은 봄에 붉은색 잘 익은 열매를 따서 씨를 빼고 생으로 먹는다.

▶ 이용 및 효능
1. **한방**에서 산앵도라 부른다. 당뇨병을 다스리는 데 다른 약재와 처방한다.
2. 열매(당뇨병 · 복수 · 생진) · 속씨(해수 · 타박상 · 변비).

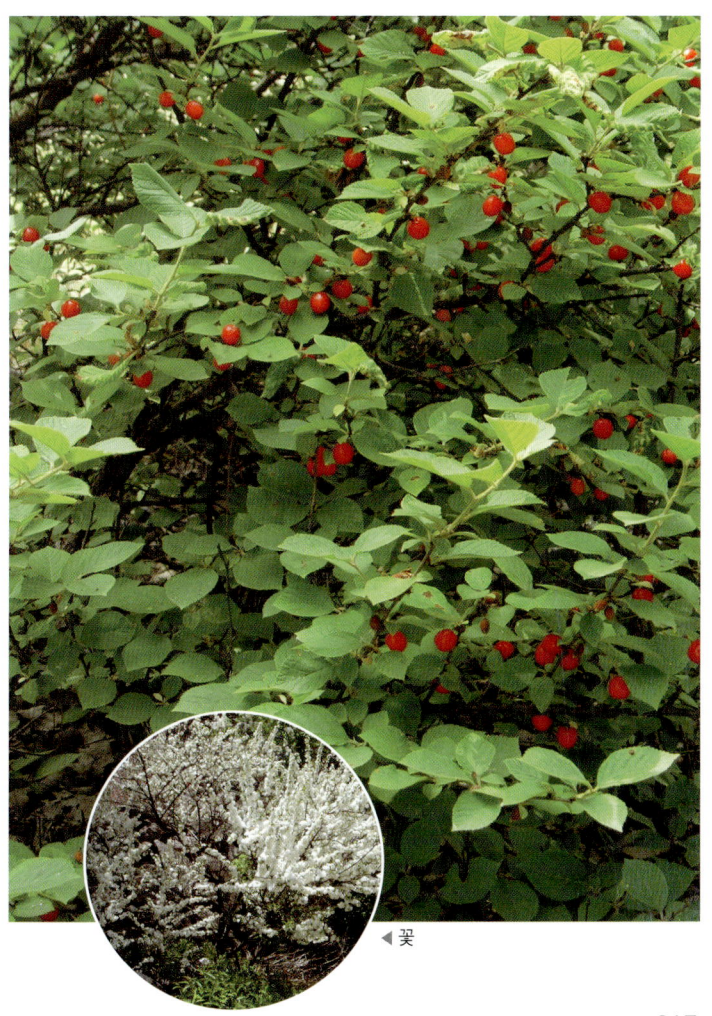

◀ 꽃

돌배나무 (장미과)

- **학명** : Pyrus pyrifolia (Burm.) Nakai
- **한약명** : 이(梨)   · **다른 이름** : 산돌배

▶ 채취

1. 열매 · 잎 · 가지
2. 잎을 채취하여 그늘에, 가지를 수시로 채취하여, 10월에 열매를 따서 그늘에 말려서 쓴다.

▶ 효소 만들기

가을에 잘 성숙된 열매를 따서 썰어 항아리에 넣고 황설탕으로 만든 시럽이나 황설탕 80%를 재어 밀봉하여 100일 동안 발효시킨 후 3개월~1년 이상 숙성시켜 효소 1에 생수 5를 희석하여 효소 1에 생수 5를 희석하여 먹는다.

▶ 식용

가을에 잘 성숙된 열매를 따서 과육만 생으로 먹는다.

▶ 이용 및 효능

1. **한방**에서 이(梨)라 부른다. 기침을 다스리는 데 다른 약재와 처방한다.
2. 기침 · 거담 · 이뇨 · 해열 · 토사곽란 · 변비 · 옴 · 복통.

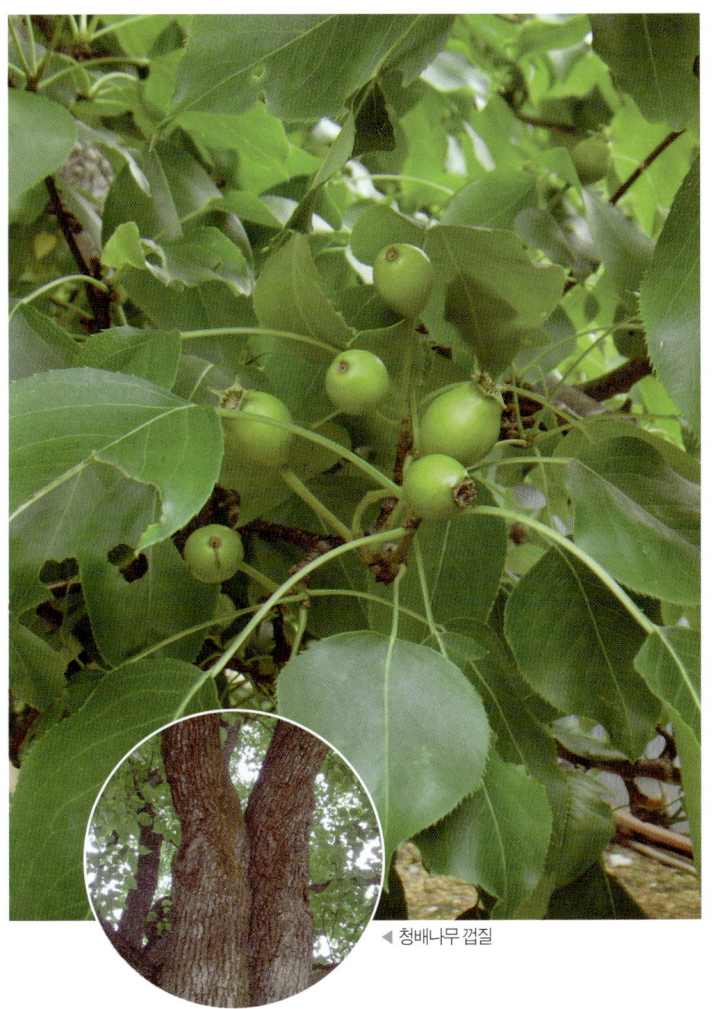

◀ 청배나무 껍질

자귀나무 (콩과)

- **학명** : Albizzia julibrissin Duraz.
- **한약명** : 합환피(合歡皮)
- **다른 이름** : 합혼수 · 애정수 · 야합수 · 합환목 · 여설목 · 관상수 · 야합목 · 소밥(소쌀)

▶ 채취

1. 꽃 · 잎 · 줄기 껍질 · 뿌리.
2. 꽃은 피었을 때 따서 그늘에, 봄~여름까지 잎을 채취하여 그늘에, 가을부터 이듬해 봄까지 줄기를 채취하여, 뿌리를 캐어 잘게 썰어 햇볕에 말려서 쓴다.

▶ 효소 만들기

자귀나무의 잎 · 꽃 · 줄기 · 뿌리껍질을 물에 씻고 물기를 뺀 다음 항아리에 넣고 황설탕으로 만든 시럽이나 황설탕에 30~80%를 재어 밀봉하여 100일 동안 발효시킨 후에 3개월~1년 동안 숙성시킨 후 효소 1에 생수 5를 희석해서 먹는다.

▶ 식용 및 고약 만들기

1. 봄에 어린순을 따서 끓은 물에 살짝 데쳐서 나물 무침으로 먹는다.
2. 봄에 잎을 따서 오랜 시간 달여서 고약을 만든다.

▶ 이용 및 효능

1. **한방**에서 줄기나 뿌리 껍질을 합환피라 부른다. 우울 불면증에 다른 약재와 처방한다. **민간**에서 잎을 끓여 즙을 내어 옷의 세탁에 사용했다.

▶ **약리 작용** _ 소염 작용 · 진통 작용.

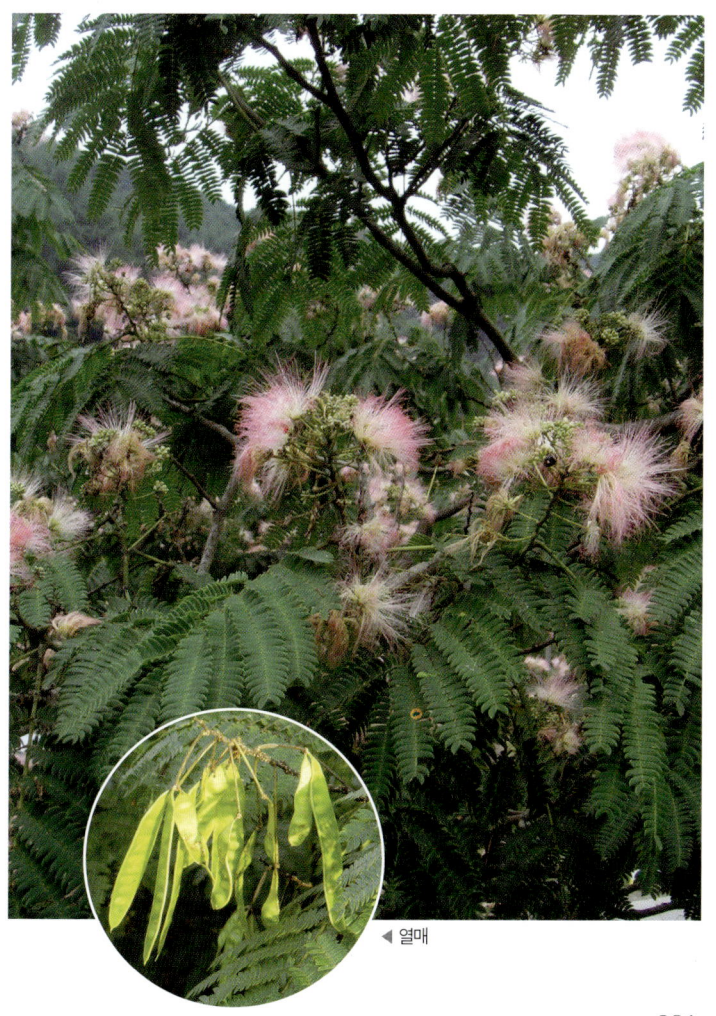

◀ 열매

호랑가시나무 (감탕나무과)

- **학명** : LLex cornuta Lindi
- **한약명** : 구골엽(枸骨葉) · **다른 이름** : 호랑이발톱나무 · 가시낭이 · 묘아자 · 노호자 · 구골목

▶ 채취

1. 열매 · 잎 · 잔가지 · 줄기 · 껍질 · 뿌리 · 씨앗.
2. 잎은 여름에, 종자는 가을에, 그늘에 말려서 쓴다.

▶ 효소 만들기

붉은색으로 성숙된 열매를 따서 항아리에 넣고 황설탕으로 만든 시럽이나 황설탕 100%를 항아리에 재어 밀봉하여 100일 동안 발효시킨 후에 효소 1에 생수 5를 희석해서 먹는다.

▶ 식용

봄에 어린순을 따서 끓은 물에 데쳐서 나물 무침으로 먹는다.

▶ 이용 및 효능

1. **한방**에서 구골엽이라 부른다. 관절을 다스리는 데 다른 약재와 처방한다.
2. 관절염 · 뼈 질환 · 신경성 두통 · 이명증.

▶ 금기 _ 임신을 원하는 사람은 복용을 금한다.

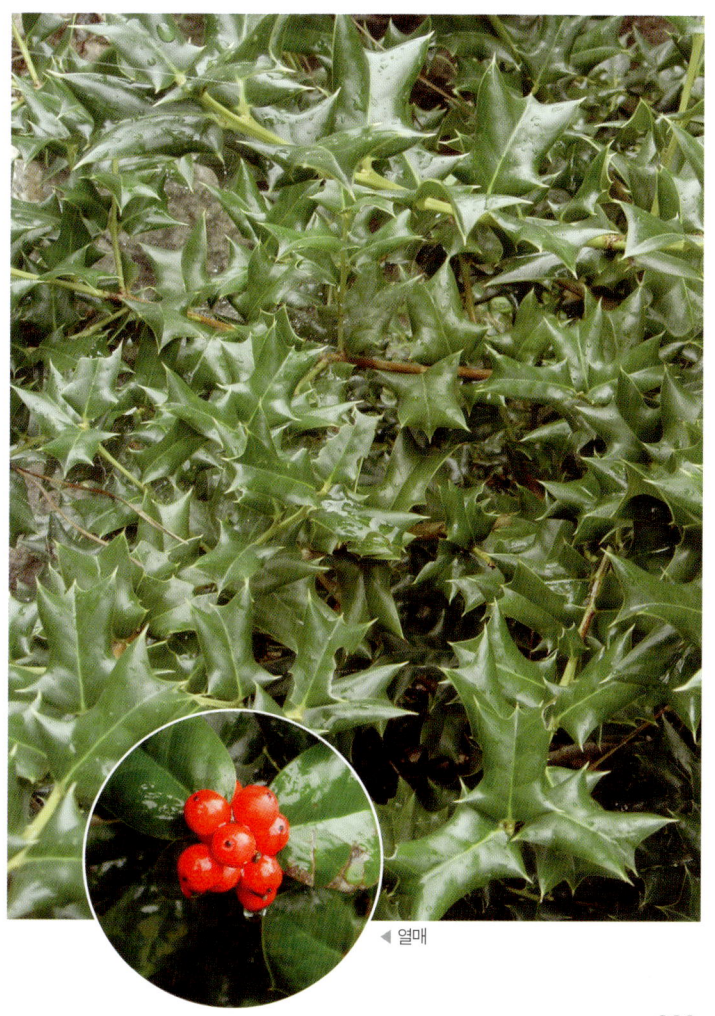

◀ 열매

헛개나무 (갈매나무과)

- **학명** : Hovenia dulcis Thunb.
- **한약명** : 지구자(枳椇子)   · **다른 이름** : 지구가 · 지구엽 · 지구목피

▶ 채취
1. 전초 · 줄기껍질 · 열매.
2. 가을에 열매를 따서 햇볕에 말려서 쓴다.

▶ 효소 만들기
가을에 검게 잘 익은 성숙한 열매를 채취하여 항아리에 넣고 황설탕으로 만든 시럽이나 황설탕 80%를 재어 밀봉하여 100일 후 동안 숙성시킨 후 3개월~1년 이상 숙성시킨 후에 효소 1에 생수 5를 희석해서 먹는다.

▶ 식용
봄에 어린잎을 따서 끓은 물에 살짝 데쳐서 나물 무침으로 먹는다.

▶ 이용 및 효능
1. 한방에서 지구자라 부른다. 간을 다스리는 데 다른 약재와 처방한다.
2. 민간에서 나무 가지 채취하여 끓인 물로 간 질환에 쓴다.
3. 간 기능 개선 · 간염 · 황달 · 숙취 · 열매(구갈 · 소변 불통 · 류머티즘 · 이뇨) · 줄기껍질(혈액 순환 · 소화 불량).

▶ 약리 작용 _ 해독 작용.

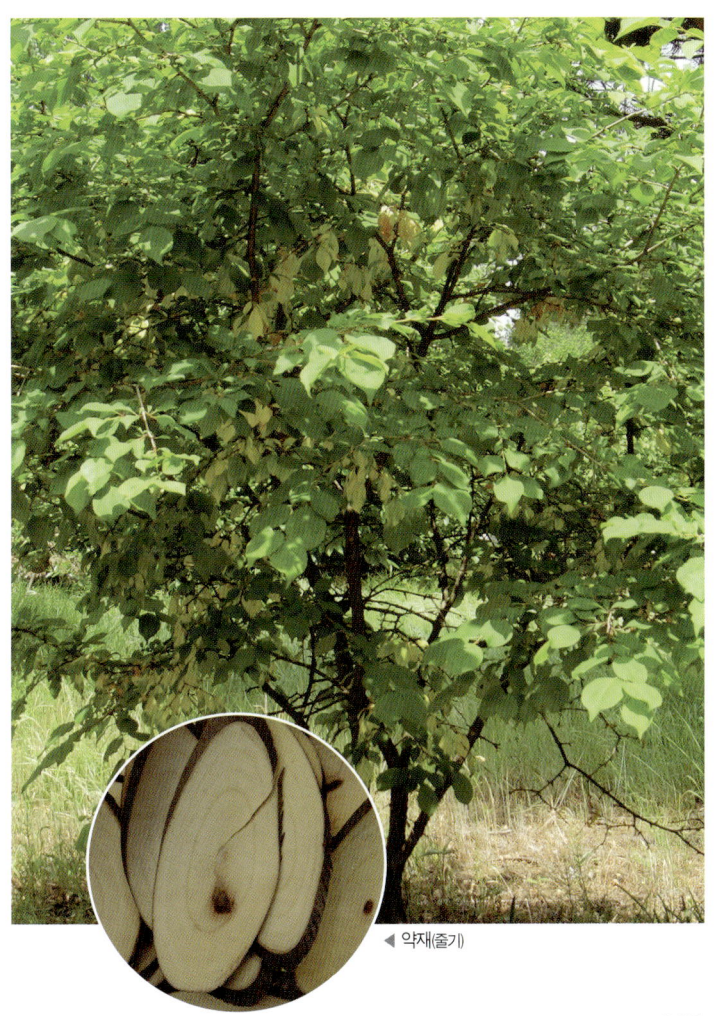

◀ 약재(줄기)

산딸나무 (층층나무과)

- **학명** : Comus kousa Buerger et Hance
- **한약명** : 야여지(野荔枝)   · **다른 이름** : 박달나무 · 오목(烏木) · 흑단(黑檀) · 야여지(野荔枝)

▶ 채취

1. 꽃 · 잎 · 열매.
2. 여름에 꽃과 잎을 따서 그늘에, 가을에 열매를 따서 햇볕에 말려 쓴다.

▶ 효소 만들기

가을에 붉은색으로 잘 익은 열매를 따서 항아리에 넣고 황설탕으로 만든 시럽이나 황설탕 80%를 재어 밀봉하여 100일 후 동안 숙성시킨 후 3개월~1년 이상 숙성시킨 후에 효소 1에 생수 5를 희석해서 먹는다.

▶ 식용

1. 봄에 어린잎을 따서 끓은 물에 살짝 데쳐서 나물로 무쳐 먹는다.
2. 가을에 열매를 따서 생으로 먹는다.

▶ 이용 및 효능

1. **한방**에서 야여지로 부른다. 이뇨를 다스리는 데 다른 약재와 함께 처방한다.
2. 수렴 · 지혈 · 장출혈 · 혈변 · 이뇨 · 부종

▶ 약리 작용 _ 이뇨 작용.

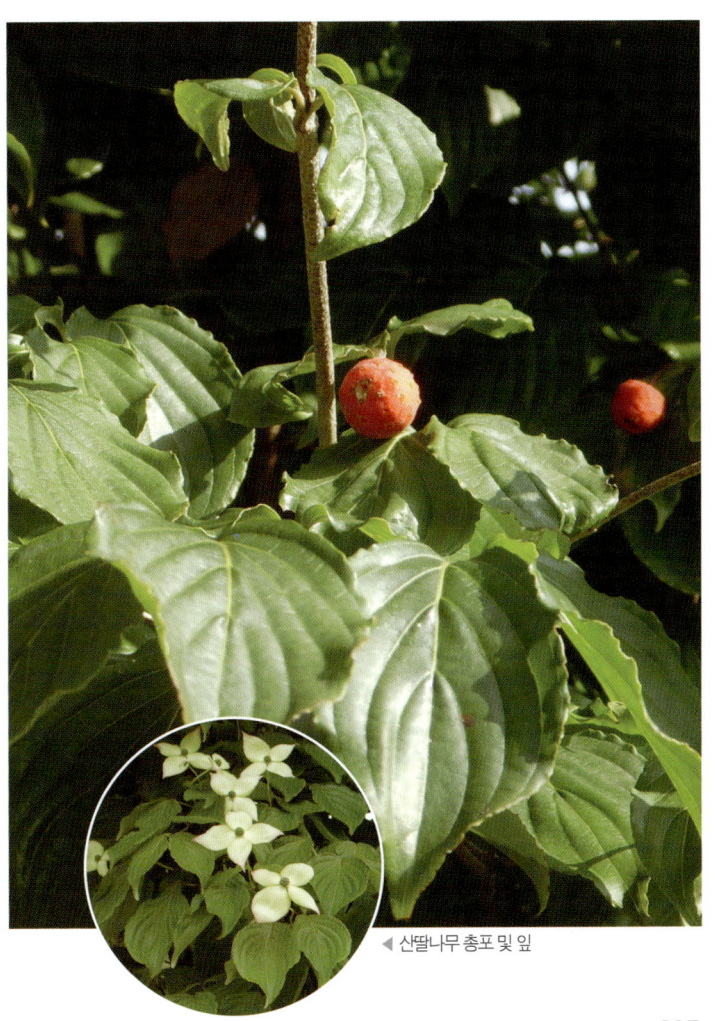

◀ 산딸나무 총포 및 잎

음나무 (두릅나무과)

- **학명**: Kalopanax pictus (Thund.) Nakai
- **한약명**: 자추수피(刺楸樹皮) · **다른 이름**: 해동피 · 해동수근 · 엄목(嚴木) · 자추목

▶ 채취
1. 잎 · 줄기 껍질의 내피 · 뿌리.
2. 여름철에 껍질을 채취하여 겉껍질을 긁어 버리고 하얀 속껍질을 그늘에서 말려서 잘게 썰어서 쓴다.

▶ 효소 만들기
봄에 새싹을 따서 항아리에 넣고 황설탕으로 만든 시럽이나 황설탕 30%를 재어 밀봉하여 100일 동안 발효시킨 후에 3개월~1년 이상 숙성시킨 후에 효소 1에 생수 5를 희석해서 먹는다.

▶ 식용 및 장아찌 만들기
1. 봄에 어린순을 따서 물에 씻고 끓은 물에 살짝 데쳐 초고추장에 찍어 먹거나 쌈을 싸서 먹는다.
2. 봄에 잎을 따서 깻잎처럼 양념에 재어 1개월 후에 장아찌로 먹는다.

▶ 이용 및 효능
1. **한방**에서 껍질을 해동피라 부른다. 엄나무 속껍질을 약초로 쓴다. 신경통을 다스리는 데 다른 약재와 처방한다.
2. **민간**에서 가시가 있는 나뭇가지는 닭과 함께 가마솥에 넣고 삶는다.
3. 거담 · 기침 · 가래 · 중풍 · 마비증세 · 강장 · 해열 · 구내염.

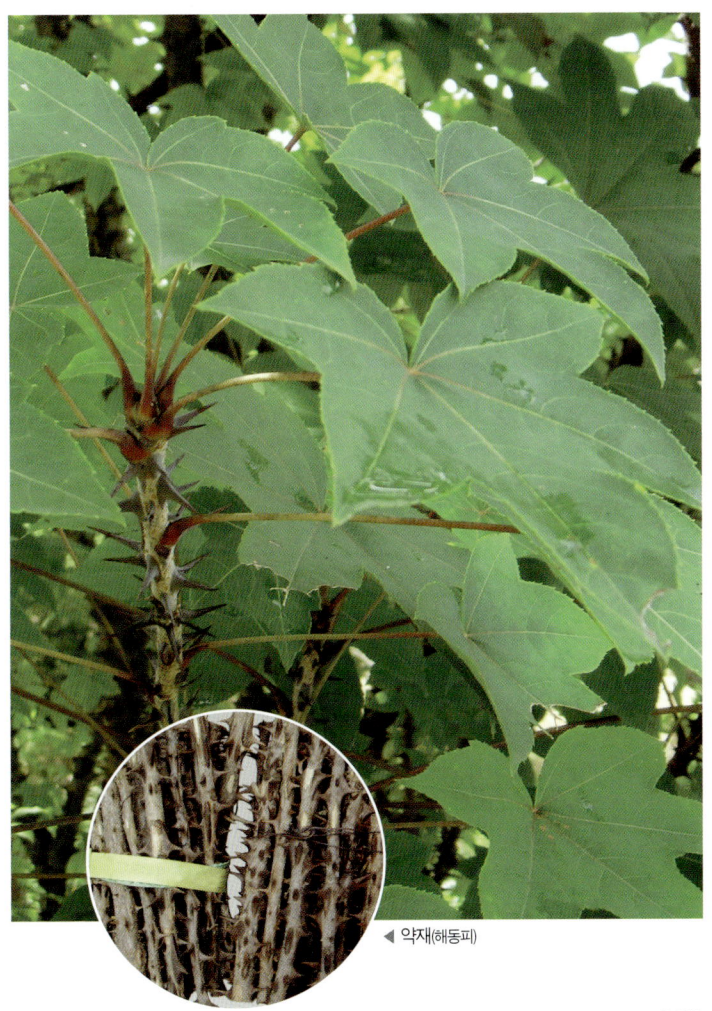

◀ 약재(해동피)

진달래 (진달래과)

- **학명**: Rhododendron mucronulatum Turcz.
- **한약명**: 백화영산홍(白花映山紅)   · **다른 이름**: 두견화

▶ 채취

1. 꽃 · 잎 · 줄기.
2. 봄에 꽃을 따서 그늘에, 여름에 잎과 가지를 따서 그늘에 말려서 쓴다.

▶ 효소 만들기

꽃(암술과 수술을 제거), 잎 · 햇가지를 채취하여 항아리에 넣고 황설탕으로 만든 시럽이나 황설탕과 50~80%를 재어 밀봉하여 100일 동안 발효시킨 후에 3개월~1년 이상 숙성시킨 후에 효소1에 생수5를 희석해서 먹는다(오래된 줄기와 묵은 뿌리는 쓰지 않는다).

▶ 식용

1. 봄에 어린 순을 따서 끓은 물에 살짝 데쳐서 나물로 무쳐 먹는다.
2. 꽃을 따서 찹쌀가루에 묻혀 튀김으로 먹는다.

▶ 이용 및 효능

1. **한방**에서 백화영산홍이라 부른다. 해독을 다스리는 데 다른 약재와 처방한다.
2. 꽃(혈액 순환 · 고혈압 · 월경불순 · 관절염 · 신경통 · 담 · 기침) · 잎과 줄기(화혈 · 산허 · 토혈 · 이질 · 혈봉 · 타박상).

▶ 약리 작용 _ 해독 작용 · 혈압 강하.

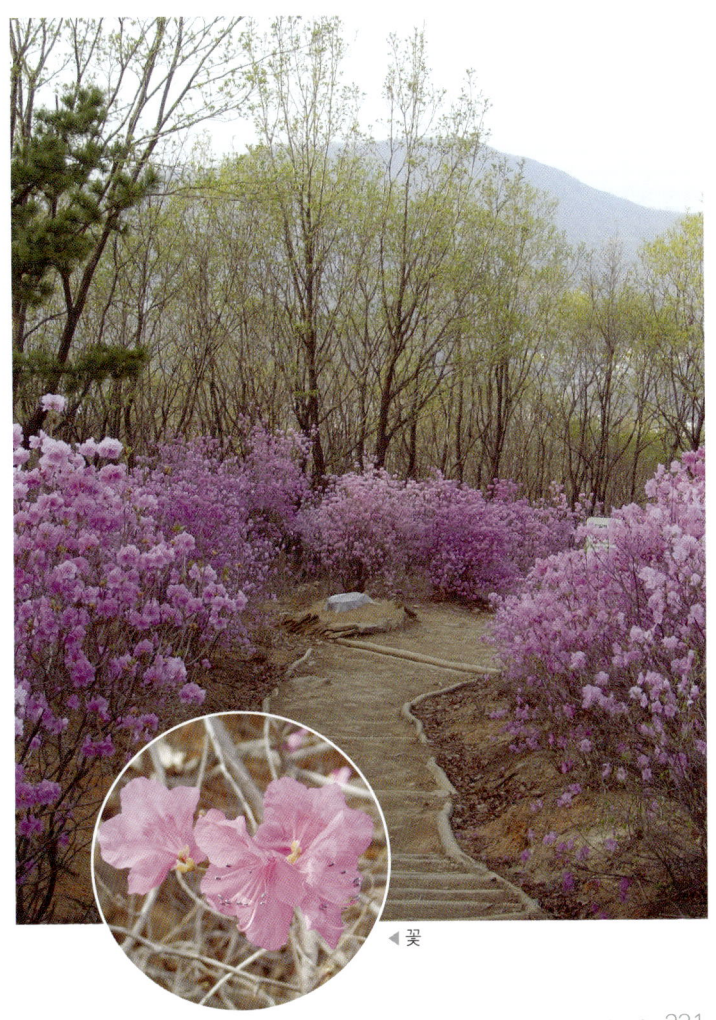

◀ 꽃

왕대(벼과)

- **학명**: Phyllostachys bambusoides S. et Z.
- **한약명**: 참대(竹) · **다른 이름**: 참대

▶ 채취

1. 잎, 줄기.
2. 마디 사이에 분비하여 괸 액과 병으로 생긴 덩어리를 채취 말려서 쓴다.

▶ 효소 만들기

봄에 죽순의 순을 채취하여 항아리에 넣고 황설탕으로 만든 시럽이나 황설탕 30%를 재어 밀봉하여 100일 동안 숙성시킨 후 3개월~1년 이상 숙성시킨 후 효소 1에 생수 5를 희석해서 먹는다.

▶ 식용 및 장아찌 만들기

1. 봄에 죽순을 채취하여 겉껍질을 벗겨 내고 죽순만을 끓는 물에 살짝 데쳐서 초고추장에 찍어 먹는다.
2. 봄에 죽순을 채취하여 겉껍질을 벗긴 후 손가락 크기로 잘라 보자기에 싸서 고추장에 묻어 두었다가 1개월 후에 장아찌로 먹는다.

▶ 이용 및 효능

1. **한방**에서 참대라 부른다. 화를 다스리는 데 다른 약재와 처방한다.
2. **민간**에서 입덧에는 왕대속껍질(10g)+맥문동(10g)+전호(6g)+귤피(3g)+갈대 뿌리 반 줌을 넣고 끓이면 죽여탕을 만들어 먹는다.
3. 중풍 · 청열 · 심량 · 이규 · 소아 경련 · 입덧 · 화병.

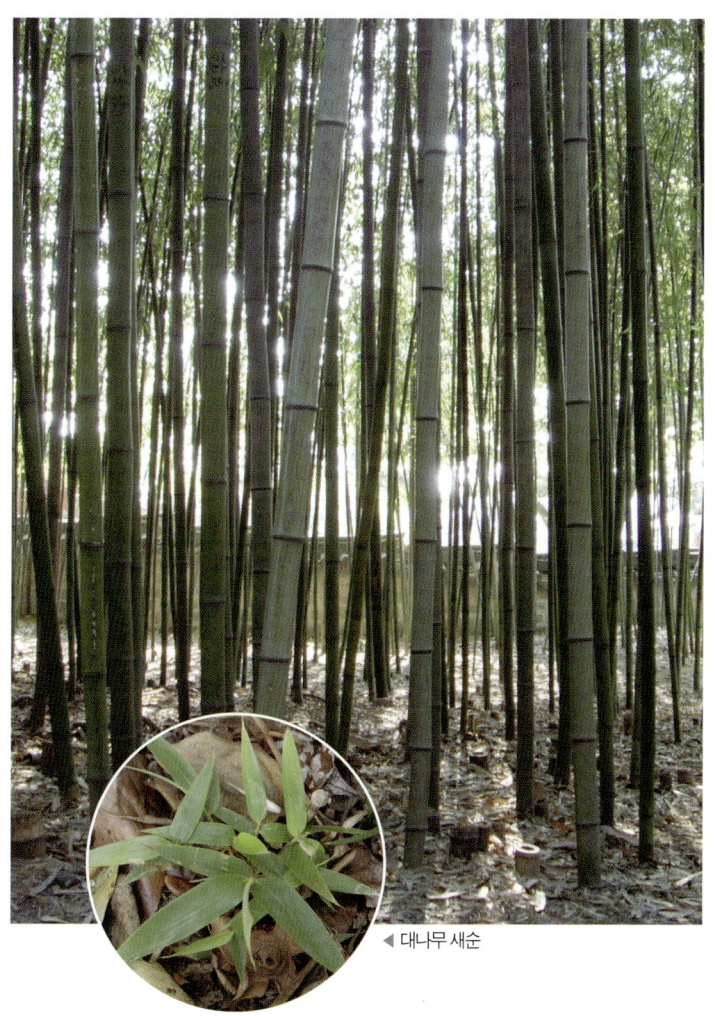

◀ 대나무 새순

배나무 (장미과)

- **학명**: Pyrus ussuriensis var. macrostipes
- **한약명**: 이(梨) · **다른 이름**: 고실네 · 황실네 · 청실네

▶ 채취

1. 열매, 열매 껍질.
2. 가을에 성숙된 열매나 열매의 껍질을 쓴다.

▶ 효소 만들기

가을에 열매를 반으로 잘라 항아리에 넣고 황설탕으로 만든 시럽이나 황설탕 110%를 재어 밀봉하여 100일 동안 숙성시킨 후 3개월~1년 이상 숙성시킨 후 효소 1에 생수 5를 희석해서 먹는다.

▶ 식용 및 이강고(梨薑膏) 만들기

1. 잘 익은 생과실을 먹거나 열매 껍질과 핵을 제거한 후 즙을 먹는다.
2. 배+생강+꿀을 배합하여 이강고를 만든다.
3. 배로 술을 담그는 것을 이화주, 전주에서는 배로 담근 술인 전통술인 이강주로 명맥을 이어 오고 있다.

▶ 이용 및 효능

1. **민간**에서 소고기를 먹고 체했을 때는 생배를 먹는다. 원기가 부족하여 기력을 회복하고자 할 때는 배에 꿀을 넣고 통째로 구어 먹고 기침에는 배를 생으로 먹는다. 해수, 담에는 배즙+생강즙+꿀을 타서 먹는다.
2. 기침 · 폐질환 · 해수 · 거담 · 당뇨병.

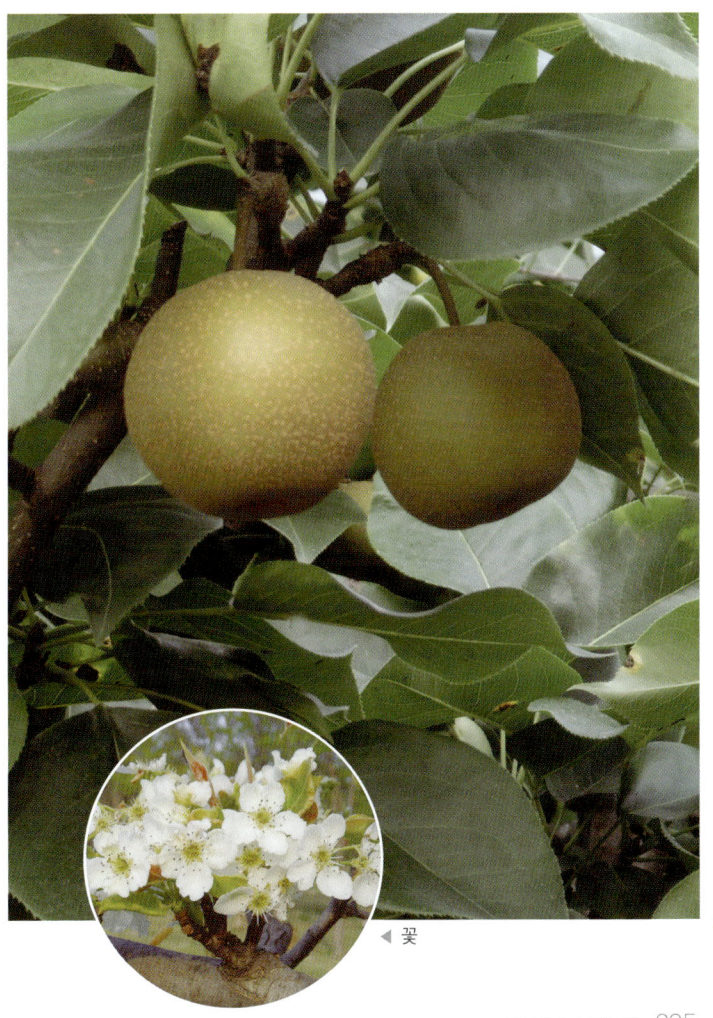

◀ 꽃

느릅나무 (느릅나무과)

- **학명** : Ulmus davidiana var. japonica Nakai
- **한약명** : 유백피(榆白皮) · **다른 이름** : 낭유피 · 낭유경엽

▶ 채취
1. 잎 · 가지 · 나무껍질.
2. 수시로 뿌리껍질을 채취하여 햇볕에 말려서 쓴다.

▶ 효소 만들기
봄에 어린순을 따서 항아리에 넣고 황설탕으로 만든 시럽이나 황설탕 80%를 재어 밀봉하여 100일 동안 숙성시킨 후 3개월~1년 이상 숙성시킨 후 효소 1에 생수 5를 희석해서 먹는다.

▶ 식용
1. 봄에 부드러운 잎과 순을 따서 된장국이나 떡으로 먹는다.
2. 열매를 따서 장을 담갔다.

▶ 이용 및 효능
1. **한방**에서 유백피, 뿌리를 유근피라 부른다. 종기를 다스리는 데 다른 약재와 처방한다.
2. **민간**에서 외상에는 뿌리를 짓찧어 환부에 붙인다.
3. 항암 · 축농증 · 혈액 순환 · 울혈 · 골절상 · 지혈 · 소변 출혈.

▶ 약리 작용 _ 항암 작용.

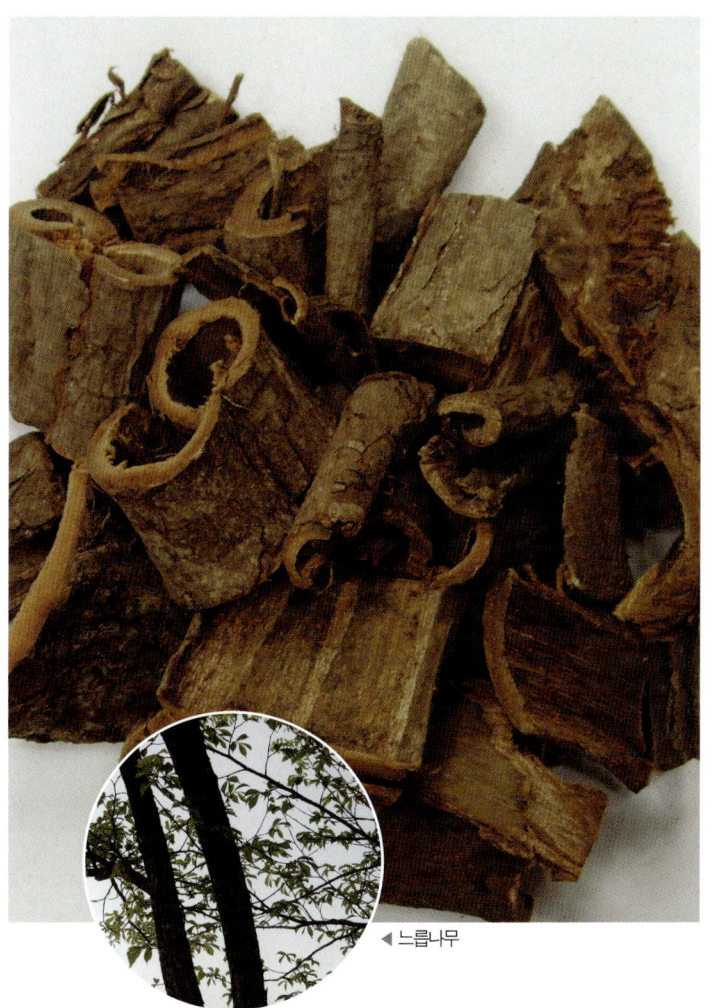

◀ 느릅나무

목련(목련과)

- **학명** : Magnolia kobus A. P. De Candolle
- **한약명** : 신이(辛夷) · **다른 이름** : 망여옥산 · 근설영춘 · 옥란 · 목란 · 영춘화 · 옥수 · 향린

▶ 채취
1. 꽃, 꽃봉오리.
2. 겨울~이른봄에 싹이 나기 전에 꽃봉오리를 채취하여 햇볕에, 꽃은 활짝 피었을 때 채취하여 그늘에 말려서 쓴다.

▶ 효소 만들기
봄에 꽃을 통째로 따서 항아리에 넣고 황설탕으로 만든 시럽이나 황설탕 80%를 재어 밀봉하여 100일 동안 숙성시킨 후 3개월~1년 이상 숙성시킨 후 효소 1에 생수 5를 희석해서 먹는다.

▶ 식용
봄에 꽃을 통째로 따서 한잎씩 뜯어 찹쌀로 묻어 튀김으로 먹는다.

▶ 이용 및 효능
1. 한방에서 신이라 부른다. 비염을 다스리는 데 다른 약재와 처방한다.
2. 감기로 인한 코막힘 · 만성비염 · 축농증 · 소염 · 고혈압 · 복통.

▶ 금기 _ 수피와 나무껍질 속에는 '사리시보린'의 유독 성분이 있다.

▶ 약리 작용 _ 혈압 강하 · 항균 작용.

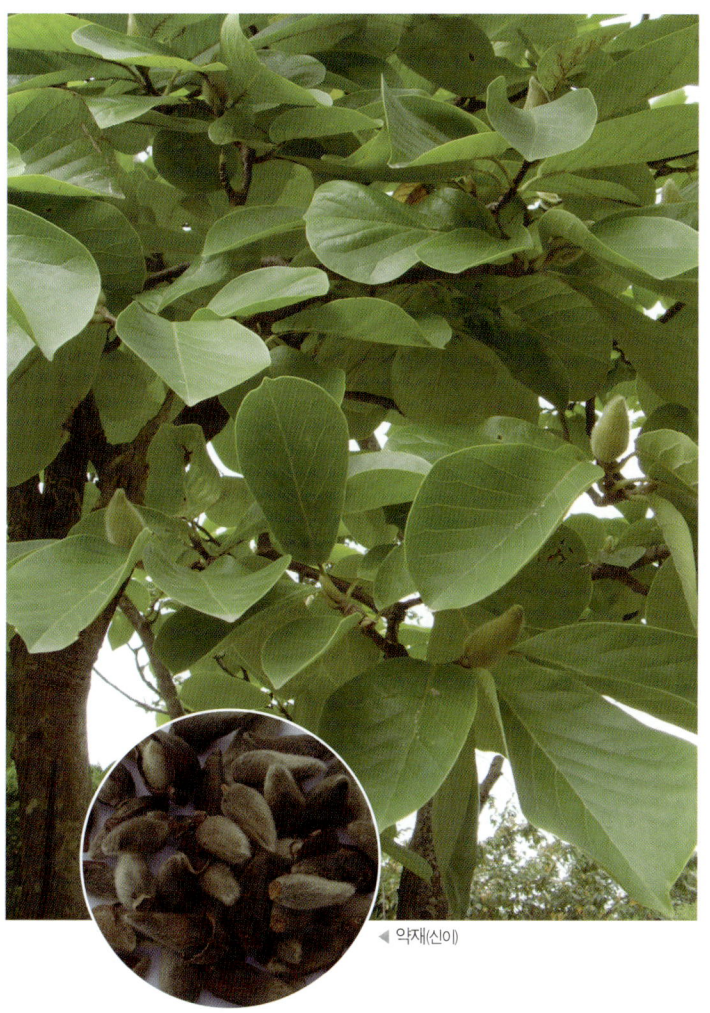

◀ 약재(신이)

개나리 (물푸레나무과)

- **학명** : Forsythia koreana (Rehder) Nakai
- **한약명** : 연교(連翹) · **다른 이름** : 연교경엽

▶ 채취
1. 열매 · 잎 · 줄기.
2. 가을에 열매를 따서 쓰고, 줄기와 잎을 수시로 따서 말려서 쓴다.

▶ 효소 만들기
봄에 꽃과 어린순을 따서 항아리에 넣고 황설탕으로 만든 시럽이나 황설탕 80%를 재어 밀봉하여 100일 동안 숙성시킨 후 3개월~1년 이상 숙성시킨 후 효소 1에 생수 5를 희석해서 먹는다.

▶ 식용
1. 봄에 어린순을 따서 끓은 물에 데쳐서 나물 무침으로 먹는다.
2. 봄에 꽃을 따서 찹쌀을 가루내어 묻여서 튀김으로 먹는다.

▶ 이용 및 효능
1. **한방**에서 연교라 부른다. 종기를 다스리는 데 다른 약재와 처방한다.
2. **민간**에서 종기에 잎을 따서 짓찧어서 환부에 붙인다.
3. 열매(청열 · 해독 · 산결 · 소종 · 옹창 종독 · 나력) · 줄기와 잎(심폐 적열).

▶ 약리 작용   항균 작용 · 암 세포 성장을 억제 작용.

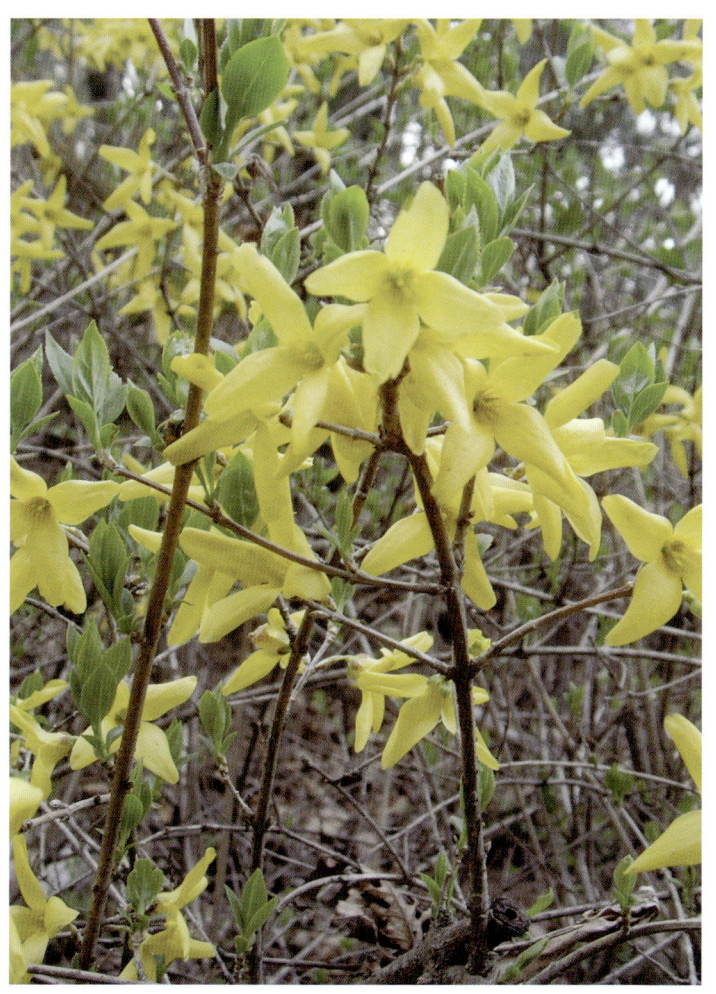

고욤나무 (감나무과)

- **학명** : Diospyros lotus L.
- **한약명** : 군천자   · **다른 이름** : 깨감 · 콩감 · 도토리감 · 나도감

▶ 채취
1. 열매.
2. 10월에 성숙된 잘 익은 열매를 따서 즙을 짜서 쓴다.

▶ 효소 만들기
가을에 성숙된 열매를 따서 반으로 잘라 항아리에 넣고 황설탕으로 만든 시럽이나 황설탕 80%를 재어 밀봉하여 100일 동안 숙성시킨 후 3개월~1년 이상 숙성시킨 후 효소 1에 생수 5를 희석해서 먹는다.

▶ 식용
가을에 성숙된 열매를 따서 과육만 먹는다.

▶ 이용 및 효능
1. **한방**에서 군천자라 부른다. 열을 다스리는 데 다른 약재와 처방한다.
2. **민간**에서 딸국질에 먹는다.
3. 지갈 · 한열.

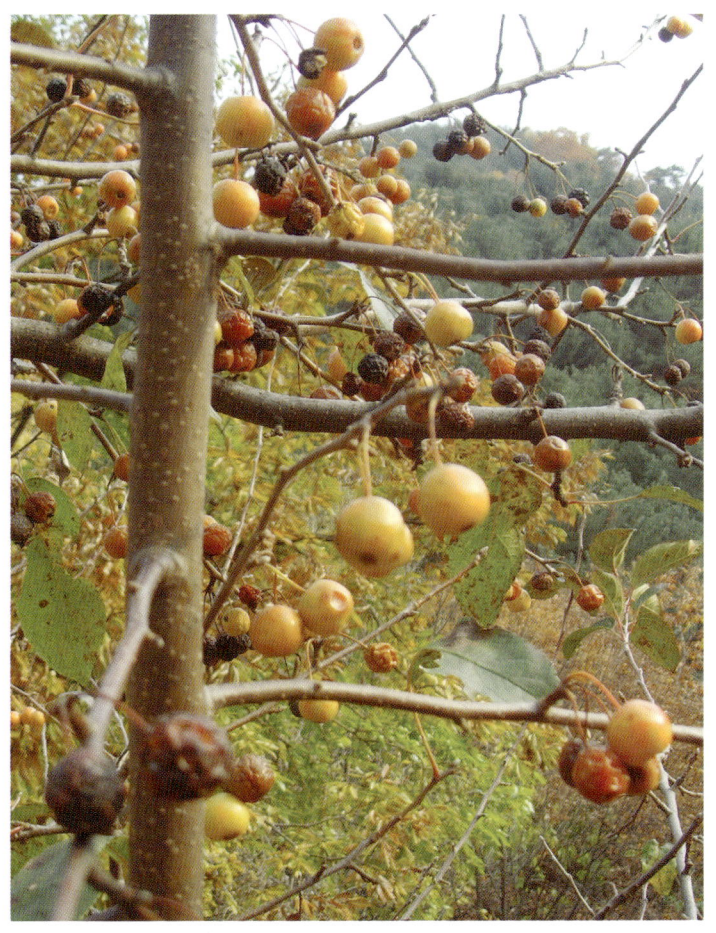

유자나무 (운향과)

- **학명** : Citrus junos Sieb.
- **한약명** : 등자(橙子) · **다른 이름** : 유자

▶ 채취

1. 열매 · 열매 껍질 · 과핵(果核).
2. 가을에 줄기를, 가을에 노랗게 잘 익은 성숙된 열매를, 겨울에 뿌리를 캐어 햇볕에 말려서 쓴다.

▶ 효소 만들기

노랗게 잘 익은 성숙된 열매를 따서 항아리에 넣고 황설탕으로 만든 시럽이나 황설탕 80%를 넣고 밀봉하여 100일 동안 발효시킨 후 3개월~1년 이상 숙성시킨 후에 효소1에 생수5를 희석해서 먹는다.

▶ 이용 및 효능

1. 한방에서 등자로 부른다. 과핵을 원기 회복에 다른 약재와 처방한다.
2. 민간에서 열매 껍질을 말려서 차로 달여 먹거나 열매를 생으로 먹거나 유자를 꿀에 재어 먹는다.
3. 열매 및 열매 껍질(구토 · 숙취 · 급체) · 과핵(산기 · 임병 · 요통).

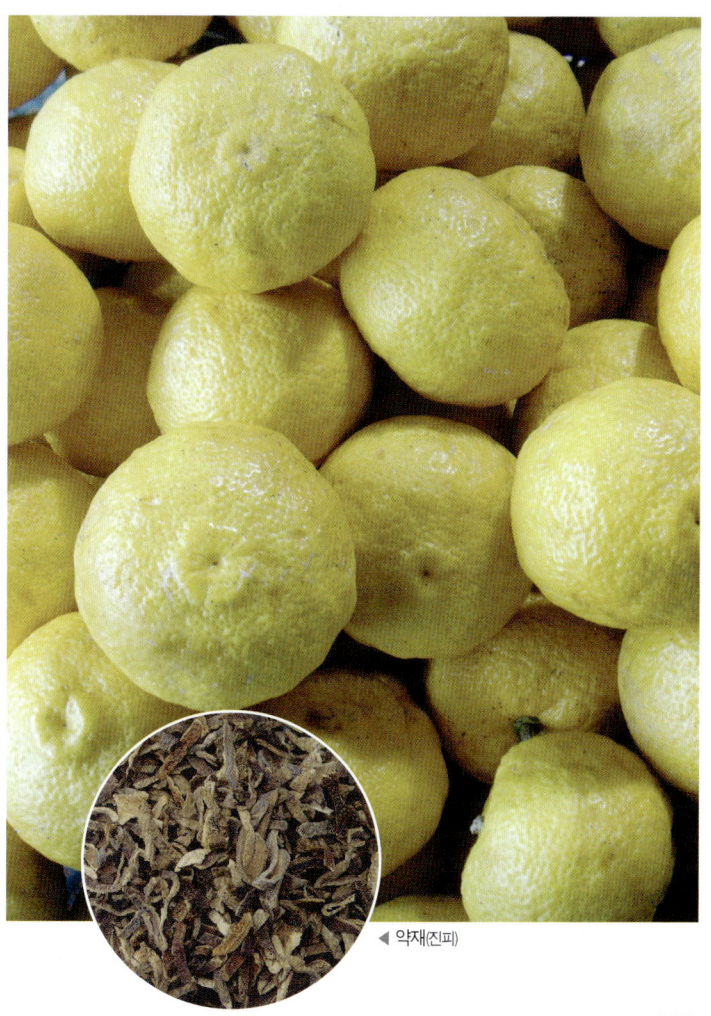

◀ 약재(진피)

왕벚나무(장미과)

- **학명** : Prunus yedoensis Matsumura
- **한약명** : 산앵도(山櫻桃)　　· **다른 이름** : 벚나무

▶ 채취

1. 속씨, 열매.
2. 7월에 검게 성숙한 열매를 따서 과육과 핵각을 제거하고 속씨를 취하여 햇볕에 말려서 쓴다.

▶ 효소 만들기

7월에 검게 성숙한 열매를 따서 항아리에 넣고 황설탕으로 만든 시럽이나 황설탕 80%를 넣고 밀봉하여 100일 동안 발효시킨 후 3개월~1년 이상 숙성시킨 후에 효소1에 생수5를 희석해서 먹는다.

▶ 이용 및 효능

1. 민간에서 7월에 검게 성숙한 열매를 따서 술에 담가 3개월 후에 먹는다.
2. 열매(당뇨병 · 복수 · 생진) · 속씨(해수 · 타박상 · 변비)

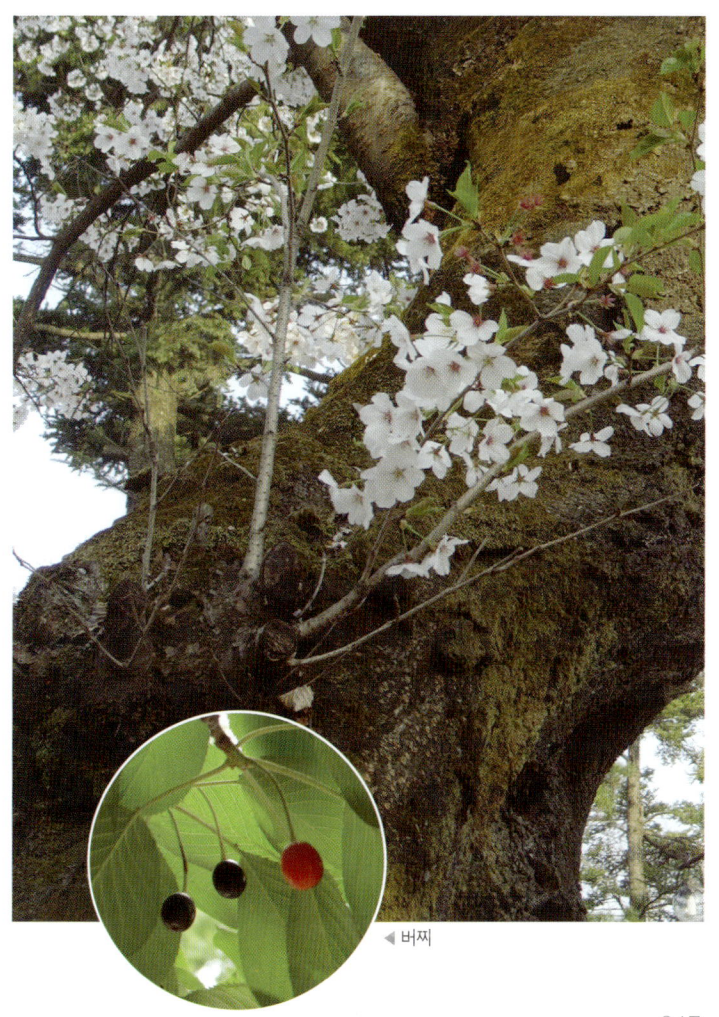
◀ 버찌

_지은이 정구영

- 한국토종약초나무연구회 회장
- 우리 들꽃연구회 회장
- 약초사관학교 설립 추진 위원장
- 전국 "약초와 효소 건강 이야기" 전문 강사

- 저서
『약초꾼이 알려 주지 않는 산야초 도감』·『진안 고원의 약용 식물 이야기(비매품)』·『성경 속 식물 이야기』·『몸을 알면 건강이 보인다』·『웃음과 느림이 답이다』·『이젠, 느림이다』·『新 정감록』·『식물 상징 세계』·『나무 이야기(출간 예정)』

한국의 효소 발효액
The Enzyme of Korea

초판 1쇄 발행 2013년 3월 10일
초판 10쇄 발행 2018년 4월 20일

글·사진 정구영
펴낸곳 아이템북스
펴낸이 박효완

출판등록 2001년 8월 7일 제2-3387호
주　　소 121-896 서울특별시 마포구 서교동 444-15
전　　화 02-332-4327
팩　　스 02-3141-4347

* 파본이나 잘못된 책은 교환해 드립니다.